AF596130

DEUX ARRÊTS
DU PARLEMENT

RÉGLEMENTANT

LA PHARMACIE AU XVIe SIÈCLE

PUBLIÉS PAR

Le Docteur Paul DORVEAUX

BIBLIOTHÉCAIRE A L'ÉCOLE SUPÉRIEURE DE PHARMACIE
DE L'UNIVERSITÉ DE PARIS

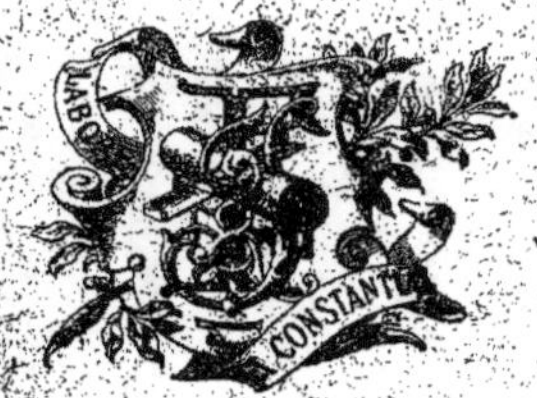

DIJON
IMPRIMERIE JACQUOT & FLORET
12, Rue Berbisey, 12

1906

DEUX ARRÊTS

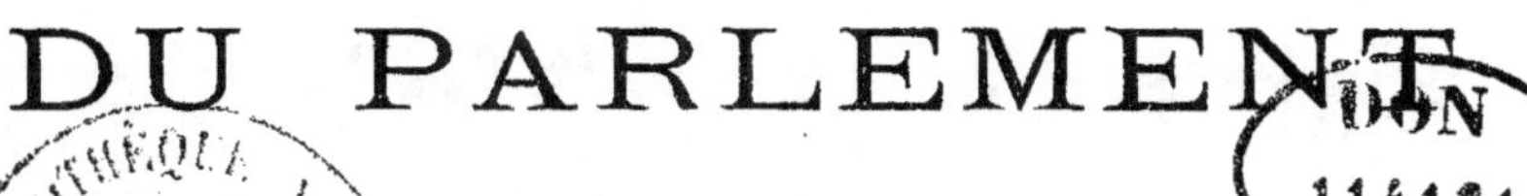

DU PARLEMENT

RÉGLEMENTANT

LA PHARMACIE AU XVIe SIÈCLE

PUBLIÉS PAR

Le Docteur Paul DORVEAUX

BIBLIOTHÉCAIRE A L'ÉCOLE SUPÉRIEURE DE PHARMACIE
DE L'UNIVERSITÉ DE PARIS

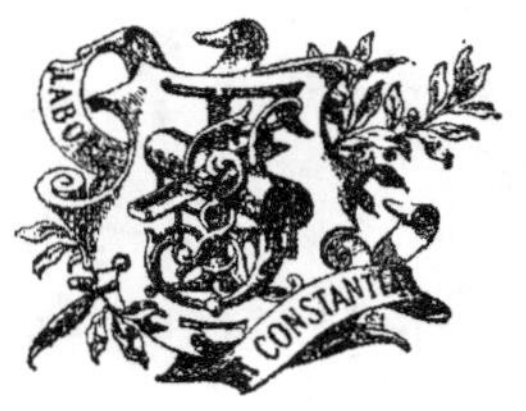

DIJON
IMPRIMERIE JACQUOT & FLORET
12, rue Berbisey, 12

1906

DEUX ARRÊTS DU PARLEMENT

RÉGLEMENTANT LA PHARMACIE AU XVIe SIÈCLE

PUBLIÉS PAR LE Dr PAUL DORVEAUX

Bibliothécaire à l'École supérieure de Pharmacie de l'Université de Paris.

La corporation des maîtres apothicaires de Paris a été régie non-seulement par des statuts octroyés par les rois de France, mais encore par des arrêts de la Cour de Parlement. Deux de ces arrêts ont eu force de loi pendant plus d'un siècle.

Le premier fut rendu sous le règne de François Ier, le 3 août 1536, à la suite d'un procès entre les maîtres jurés épiciers et apothicaires de Paris et les religieux du couvent de Sainte-Geneviève, au sujet des visites et inspections que ceux-ci prétendaient avoir le droit de faire chez les épiciers et les apothicaires « demeurant en et dedans leur détroit et jurisdiction ».

Le second, daté du commencement du règne éphémère de François II, 29 juillet 1559, mit fin à un procès intenté par les jeunes maîtres, ayant à leur tête François Grégoire et Nicolas Houel, aux anciens de la corporation à propos des nombreux abus commis par ces derniers.

Le premier, dont je n'ai trouvé aucune trace dans les archives des apothicaires de Paris, a été publié dans le

Traité de la police par Delamare (1), qui l'a intitulé : « 3. Aoust 1536. Arrest qui établit les précautions qui doivent estre observées dans la composition et le débit des remèdes, pour n'en avoir que de bons et utiles à la santé ». Il a été connu des historiens de la pharmacie : Adolphe Laugier et Victor Duruy, A. Phillippe, etc., qui l'ont mal lu et en ont donné des extraits fautifs (2).

Le second, inédit, leur a complètement échappé ; cependant il est en plusieurs expéditions dans les archives des apothicaires (3).

---

(1) Delamare. *Traité de la police*, t. I. p. 587-594. Paris, Jean et Pierre Cot, 1705. — 2e édition, t. I, p. 619-626. Paris, Michel Brunet, 1722.

(2) Laugier et Duruy (*Pandectes pharmaceutiques*, Paris, 1837, p. 58) ont daté cet arrêt de 1556 au lieu de 1536, puis ils en ont pris la dernière partie pour « un autre arrêt, renouvelant la défense de rien vendre sans autorisation des médecins ». Phillippe (*Histoire des apothicaires*, Paris, 1853, p. 124) a donné la date exacte de l'arrêt : 3 août 1536; mais il a reproduit, à la page 128, la seconde erreur de Laugier et Duruy.

(3) Il existe deux anciens inventaires des archives des maîtres apothicaires de Paris.

Le premier, dressé en 1703 par Lamy, « premier greffier audiencier des Prévostés Royalles », est contenu dans un énorme registre in-folio ($0^m,45 \times 0^m,30$), relié solidement, du poids de 12 kilog. 200. (J'en ai publié la « Préface » dans la *France médicale* du 10 décembre 1905, p. 442-445). L'arrêt de 1559 y est mentionné aux pages 9e et 54e dans les termes suivants :

1° « 29 juillet 1559. Grand arrest en parchemin, donné par Nosseigneurs du Parlement, servant de règlement pour le corps des appotiquaires épiciers. — Nota. Que ledit arrest est seul ».

2° « 29 juillet 1559. Extrait collationné pardevant notaire du grand arrest cidessus ».

3° « 29 juillet 1559. Arrest du Parlement qui fait un règlement pour la réception des marchands appotiquaires ».

4° « 29 juillet 1559. Copie du grand arrest prononcé en Parlement sous François II, roy de France, qui fait un règlement général dans la Communauté de messieurs les appotiquaires épiciers où, entre autre chose, les élections anciennes et ceux (*sic*) du tems dudit arrest pour les maîtres et gardes sont expliqués, les chefs d'œuvres des aspirans à la maîtrise, leurs aages pour y parvenir et la quantité des maîtres qui doivent assister aux lectures, examens, expérience et chef-d'œuvre desdits aspirans, même pour les enfants des maîtres.

« Nota. La Compagnie en a l'original, et comme la lecture en est difficile à cause du tems qu'il est écrit, on a trouvé à propos d'en faire une copie entière ».

Le second, rédigé en 1786 par Claude-Joseph Saintotte, « écrivain déchiffreur », a paru dans la *Revue des bibliothèques*, année 1893, et en tirage à part, sous le titre : *Inventaire des archives de la Compagnie des marchands apothicaires de Paris et du Collège de pharmacie de Paris, dressé en 1786*, publié par le Dr Paul Dorveaux (Paris, 1893). L'arrêt de 1559 y figure deux fois à la page 20 du tirage à part, sous une forme erronée, car les deux mentions (dont la seconde est particulièrement fautive) concernent un seul et même article : la copie de cet arrêt faite sur un grand rouleau de parchemin ; il est indiqué de nouveau à la page 22, d'une façon correcte

L'une de ces expéditions, admirablement calligraphiée, remplit le recto d'un rouleau de 8m,12 sur 0m,525, composé de 14 feuilles de parchemin collées bout à bout et réunies sur les côtés par 26 sceaux pendants, dont il reste sept en mauvais état: on y compte 800 lignes, longues chacune de 0m,385. Elle est intitulée: au recto, « Arrest 29 juillet 1559, portant reglement sur la marchandise d'espicerie entre les maistres dudict estat », et au verso, « Arrest du 29 juillet 1559, portant reglement pour la marchandise d'espicerie entre les maistres de l'estat ». A la partie supérieure du verso, on lit la note suivante: « Le septiesme jour d'aoust mil cinq cens cinquante neuf, fut le present arrest en forme comme il est, à la requeste de Françoys Grégoire et Nicolas Houel et consortz y denommez, monstré et signiffié à Jehan Gohorry, maistre apoticaire à Paris, luy parlant à sa personne, trouvé en son hostel et domicile audict Paris, et à luy baillé et laissé coppie du dispositif et jugement porté par ledict arrest, signé de deux notaires du Chastelet de Paris, et ce ad ce que ledict Gohorry et ses consortz n'en puissent prétendre aucune cause d'ignorance. Faict par moy huissier en ladicte Court soubzsigné. AULBERT ».

Cette copie, exécutée pour Nicolas Houel (1) et à ses frais, a été cédée par lui, le 25 février 1579, à la Communauté des apothicaires de Paris en échange de 25 livres de sucre, estimées vingt sols la livre (2).

---

cette fois. Saintotte n'a donc trouvé dans les archives des apothicaires que les deux expéditions de l'arrêt de 1559 qui s'y trouvent encore aujourd'hui.

Outre ces deux expéditions, il existe un extrait de l'arrêt de 1559, lequel occupe trois pages (f° 1 v° à 3 r°) du registre 42 des mêmes archives, intitulé : « Inventaire des titres et papiers appartenants et concernant Messieurs les gardes appotiquaires épiciers à Paris en leur particulier, inventoriez suivant leurs dattes ».

(1) Dans cette copie, le nom de Houel est constamment écrit *Houet*.

(2) Cet échange est mentionné dans le registre 7 des archives des apothicaires (folio 28 verso), de la façon suivante : « Item ung arrest de la Court de Parlement, lequel a esté retiré à la diligence de honnorables hommes Augustin Le Mousse, An-

Une autre expédition occupe 39 pages d'un cahier de parchemin (de $0^m,30$ sur $0^m,24$), relié en tête d'un registre coté 4. Elle débute par le titre suivant : « 29 juillet 1559. Règlement général pour la réception en la maistrise d'appoticaire en la ville de Paris. Ensuict l'arrest de la Court de Parlement donné pour le reiglement de l'estat d'appoticquairerie à la poursuicte et grande diligence..., prononcé le douz^{eme} jour de juing 1559 », et se termine par cette mention : « Collation de la présente coppie a esté faicte et prinse sur son original en parchemin, sain et entier, rendu par nous notaires gardenottes du Roy nostre Sire en son Chastellet de Paris soubs^{nes} le dix huict^{me} jour de janvier mil six cens douze. Desquatrevaulx, Mancheville ».

L'arrêt de 1559 est à la fois le commentaire et le complément de celui de 1536. On y trouve des détails très intéressants sur le fonctionnement de la Communauté des apothicaires et épiciers de Paris au xvie siècle, sur les usages qui régnaient dans cette compagnie et sur les abus qui s'y étaient introduits. Il donne les noms et prénoms de tous les maîtres établis à Paris en 1557, au nombre de 73, parmi lesquels il faut noter les suivants :

Nicolas Houel, le plus illustre de la corporation, qui fut délégué en 1555, puis maître juré en 1556 et 1557 ;

Michel Dusseau, dont l'*Enchirid ou manipul des Miro-*

---

thoine Favereau, Marc Heron l'aisné et Nicolas Saulnier, lors estant gardes de l'appoticairerie le xxvme jour de febvrier 1579 par les mains de Nicolas Houel, lequel Houel ne s'en vouloit dessaysir sans luy bailler quelques deniers. Et luy a esté baillé par les mains du sieur Claude Picot vingt-cinq livres de sucre vallant lors vingt sols la livre, lequel Picot en a chargé son compte. Et d'aultant que ledict arrest est coppié au viel livre de devant cestuy a cent quarante huict fueilletz contenant quinze fueilletz, a esté différé de l'escrire sur cestuy ». Cette mention est suivie d'une note ainsi conçue : « Cest arrest est le grand arrest donné entre les apoticaires et espiciers en l'an 1559 ».

M. Marius Barroux, archiviste aux Archives de la Seine, vient de publier une analyse du registre 7 des apothicaires dans le *Bibliographe moderne* de M. Henry Stein (année 1905, p 242 à 250) ; la mention précédente y est indiquée, page 244.

poles, édité pour la première fois à Lyon par Jean de Tournes en 1561, fut maintes fois réimprimé (1) ;

Pierre Quthe, « le sçavant et soingneux apoticaire », dont le jardin médicinal est vanté dans *l'Agriculture et maison rustique* de Charles Estienne et Jean Liebault (Paris, Jacques du Puys, 1578, f° 121 r°, et éditions suivantes), et à qui Adrien Le Tartier dédia le chapitre 42 de ses *Promenades printanières* (Paris, Guillaume Chaudière, 1586, f° 115 r°), intitulé : « Que ceux se trompent qui pensent les drogues estre meilleures pour estre plus rares, précieuses et apportées de fort lointains païs » ;

Nicolas Gonnyer, dont Pierre de L'Estoile a mentionné le décès à la date du 12 novembre 1596 dans son *Journal du règne de Henri IV* (t. II, p. 319, La Haye, 1741), et qui, sur son lit de mort, se serait confessé, « entre autres choses, de ce qu'il n'étoit point entré de bonne rhubarbe en sa maison, il y avoit plus de huit ans ».

Des deux arrêts qui suivent, le premier est reproduit d'après l'édition princeps du *Traité de la police* de Delamare (2), le second est publié pour la première fois. J'ai établi le texte de celui-ci d'après les deux copies ci-dessus décrites, lesquelles se corrigent et se complètent l'une l'autre. J'y ai rendu leurs noms véritables à quelques apothicaires dont j'ai trouvé des signatures authentiques ; pour les autres, je les ai donnés tels quels.

P. D.

---

(1) L'*Enchirid* a été décrit et analysé par M. Ernest CORDONNIER dans le *Janus* d'Amsterdam (1900, p. 471-480) et dans le *Bulletin des sciences pharmacologiques* (t. IV, p. 58-65, 1901). Ces deux journaux ont publié un fac-similé du titre de l'édition princeps. Il est mentionné dans l'*Histoire de la langue française* par M. Ferdinand BRUNOT (t. II, p 46. Paris, 1906).

(2) Dans le *Traité de la police* par DELAMARE, l'orthographe de l'arrêt de 1536 est celle de la date de la publication de cet ouvrage, c'est-à-dire de 1705. On trouve bien aux Archives Nationales, dans le registre X1a 4901, fol. 580 et suivants, une copie de cet arrêt faite au XVIe siècle (elle m'a été signalée par M. Henry STEIN, archiviste) ; mais mes nombreuses occupations m'ont empêché de me rendre dans cet établissement pour collationner les deux textes et rétablir l'orthographe de l'époque.

I. Arrêt du 3 Août 1536

Entre les religieux, abbé et convent de Sainte Geneviéve au Mont de Paris, appellans une fois ou plusieurs, en adherant à leur premier appel du prevost de Paris, ou son lieutenant civil tenant la police d'une part; et les maistres jurez epiciers et apotiquaires de la ville de Paris, et le procureur general du roy, prenant la cause pour son substitut au Chastelet de Paris, joint avec eux, intimez d'autre.

Le Tirant pour les religieux, abbé et convent de Sainte Geneviéve appellans, dit pour ses causes d'appel, que l'abbaye de Sainte Genevieve est de fondation royale, et a esté fondée et instituée par le premier roy chrestien des François, Clovis, en l'an 510, doüée et privilegiée de plusieurs beaux privileges et droits, mêmement de toute justice haute, moyenne et basse, consequemment du droit de visitation sur les maistres bouchers, demeurans en et dedans leur détroit (1) et jurisdiction, de tous les gens de mestiers, tant epiciers, apotiquaires qu'autres estant en leurdite jurisdiction et terre du détroit, lesquels appellans ont joüi *incommisse ab omni aevo*, et en ont plusieurs jugemens et sentences, même dès l'an 1363, signamment entre les maîtres de la Grande Boucherie (2) de Paris et le procureur du roy au Chastelet joint avec eux, demandeurs pour le droit de visitation sur les boucheries demeurans en la terre et jurisdiction desdits appellans d'une part, et iceux appellans d'autre, se meut procès, auquel fut tant procedé, qu'après grosses enquestes *hinc et inde* faites, finalement s'ensuivit sentence, par laquelle lesdits appellans furent maintenus et gardez en possession et saisine du droit de visitation seuls et privatifs contre ledit procureur du roy et lesdits maistres bouchers de ladite Grande Boucherie de Paris; et l'an 1381, leurdit privilege fut confirmé par le roy Charles lors regnant, pour et au profit desdits appellans, seuls et pour le tout, et si fut dit que le rapport des malversations et fautes que les

(1) *Détroit*, étendue d'une juridiction.

(2) La *Grande Boucherie* était située sur la Place actuelle du Châtelet. V. le *Dictionnaire historique des arts, métiers et professions exercés dans Paris depuis le XIIIe siècle*, par Alfred Franklin (Paris, H. Welter, 1906), aux articles : *Balayeurs*, *Bouchers* et *Maître des bouchers*.

officiers desdits appellans trouveroient sur les bouchers, apotiquaires, epiciers et autres mestiers de leurdite terre et jurisdiction se feroient par devant leur bailly, pour en faire la punition telle qu'il appartiendroit, et que les amendes et condamnations des fautes et malversations appartiendroient ausdits appelans; et l'an 1406 se meut procès de rechef d'entre les maistres bouchers de la Grande Boucherie de Paris, le procureur du roy au Chastelet joint avec eux d'une part, encore prétendant le droit de visitation sur les bouchers demeurans au détroit et jurisdiction desdits appellans, et iceux appellans d'autre, auquel procès lesdits appellans ont pareillement obtenu à leur profit, à l'encontre desdits maistres bouchers de la Grande Boucherie et ledit procureur du roy. Aussi l'an 1412 se meut procès entre les maistres barbiers jurez de cette ville de Paris et le procureur du roy joint avec eux dudit Chastelet, demandans droit de visitation sur les barbiers demeurans en la jurisdiction desdits appellans, auquel procès y eut grosse procedure; et finalement intervint sentence, par laquelle lesdits appellans furent absous des conclusions desdits maistres barbiers et procureur du roy, dont il y eut appel ceans, et tant fut procedé, que par arrest a esté dit, bien jugé par ledit prevost de Paris ou son lieutenant, et mal appellé par lesdits maistres barbiers, qui furent condamnez en l'amende et és dépens envers lesdits appellans. A encore des jugemens donnez contre les maistres cordonniers et drapiers de la ville de Paris, qui ont voulu prétendre le droit de visitation sur les cordonniers et drapiers demeurans au détroit de la jurisdiction desdits appellans. *Novissime*, en ont eu un contre ceux qui prétendent avoir droit de mettre les étalons aux mesures. Or pour ce cas particulier, en aoust dernier y a present un an, les epiciers de cette ville s'aviserent d'aller visiter les epiciers et apotiquaires demeurans en la terre et justice des appellans, et s'y transporterent pour ce vouloir faire. Les appellans leur font remontrer leurs droits et privileges, leurs sentences, jugemens et arrests, et qu'il ne loysoit (1) faire ladite visitation, et offrent la faire faire par leurs officiers, comme peu auparavant ils avoient fait faire sur les epiciers et apotiquaires, appellez gens experts, même les docteurs en medecine. Nonobstant ces remontrances, lesdits apotiquaires et epiciers jurez de cette ville font adjourner les appellans pardevant le prevost de Paris ou son lieutenant à la police, et demandent que defenses leur soient faites de ne les empêcher à faire la visitation, et qu'il leur soit permis la faire toutes et quantes fois qu'il leur plaira. Remon-

(1) *Loysoit*, loisait, était permis.

trent les appellans, comme dessus il a dit, leurs privileges, droits, sentences et jugemens, et en font apparoir *in promptu*. Neanmoins ledit prevost de Paris ou son lieutenant à la police, appointe que lesdits appellans mettront pardevers luy leursdits privileges, sentences et jugemens, et appointe les parties à écrire par avertissement dedans huitaine pour tous délays. Et combien que *in mora tam modici temporis non insit præjudicium*, et que l'une ni l'autre des parties n'eust demandé la visitation, neanmoins il ordonne que cependant par provision la visitation sera faite par lesdits maistres apotiquaires de cette ville, dont lesdits appellans ont appellé. Nonobstant cet appel, combien qu'il ne fust question de cas concernant le domaine, il dit que ladite provision sera executée nonobstant l'appel, dont *iterum* ont appellé, car c'estoit les priver du droit qu'ils eussent eu, sçavoir des amendes s'il y eust eu des fautes et malversations; et en tout évenement devoit dire, que tant lesdits maistres apotiquaires et epiciers jurez, que ceux qui seroient députez par lesdits appellans, cependant visiteroient sans préjudice des droits des parties; si conclud à ce qu'il soit dit mal ordonné et appointé, et bien appellé par lesdits appellans, et demande dépens, dommages et intérests.

De Chappes pour les intimez, dit que par les ordonnances et statuts faits sur le fait des mestiers et estats d'apotiquaires et epiciers, a esté entre autres choses ordonné, que de deux ans en deux ans quatre des maistres du mestier d'apotiquaire qui sont éleus par la communauté des apotiquaires, que l'on appelleroit les maistres jurez et gardes en mestier d'apotiquairerie, qui seront tenus aller pardevant le prevost de Paris ou son lieutenant à jour de police, faire le serment de bien et loyaument et en leur conscience visiter lesdits apotiquaires et epiciers, se transporteroient tant en la ville que fauxbourgs, pour visiter les drogues et épiceries desdits apotiquaires et epiciers, pour sçavoir s'il n'y en avoit point de corrompuës, fausses, sophistiquées et pernicieuses à l'usage, et que de la visitation qu'ils feroient, en viendroient faire rapport au substitut du procureur general du roy au Chastelet, et suivant ce statut et ordonnance, l'election faite desdits quatre maistres jurez, et serment presté entre les mains dudit prevost ou sesdits lieutenans, leur estre baillé la commission pour aller visiter tant en ladite ville que fauxbourgs. Or les intimez qui sont maistres jurez et gardes élûs de l'état et mestier d'apotiquairerie, et ont la commission dudit prévost de Paris pour aller visiter tant en la ville que fauxbourgs, veulent en vertu d'icelle, appellez avec eux un examinateur et un sergent du Chastelet de Paris, aller visiter les apoticaires et epiciers de Saint Marcel, parce qu'ils avoient esté avertis que les aucuns vendoient de fausses drogues et poudres sophistiquées. Et combien que juré seur, ils eussent pû y aller sans demander pareatis ausdits appellans; neanmoins voulans proceder par humilité et se mettre plus qu'en devoir, s'en vont remontrer ausdits appellans qu'ils avoient esté avertis que lesdits apotiquaires et epiciers de Saint Marcel vendoient de fausses drogues et poudres sophistiquées, et qu'ils les vouloient aller visiter, et avoient deliberé ce faire; et que si bon leur sembloit ils y assistassent, ou envoyassent pour y assister quelqu'un. Ils répondent qu'en leur ville Saint Marcel, et ainsi nomment lesdits fauxbourgs, ils ont toute justice et jurisdiction, et qu'il n'appartient qu'à eux à faire la visitation, et ne montrent point toutes ces sentences et jugemens, ne privileges que leur avocat a déclarez par le menu. Au regard des intimez, ils ne veulent débatre si lesdits appellans avoient droit de jurisdiction ou non; mais se pourvoyent par devant le prevost de Paris ou son lieutenant, duquel ils avoient commission, pour visiter et bailler requeste pour faire venir lesdits appellans dire les moyens qu'ils avoient, pour empêcher que lesdits intimez ne visitassent lesdits fauxbourgs St Marcel; ils sont appellez, comparent et disent qu'ils ont toute la jurisdiction esdits fauxbourgs, et consequemment, que la police desdits fauxbourgs leur appartenoit, et que le prevost de Paris ni lesdits intimez n'en pouvoient avoir la connoissance. Le procureur du roy remontré qu'en toute la ville et fauxbourgs de Paris, quelque haut justicier qu'il y ait, appartient au roy et à son prevost la connoissance de toute la police; alleguent les appellans quelques prétendus privileges au contraire, et des sentences et jugemens, pour montrer qu'ils avoient droit de la visitation sur les mestiers demeurans en leur justice; alleguent au contraire les intimez, la longue possession en laquelle eux et leurs predecesseurs avoient et ont esté d'aller visiter par tous les fauxbourgs et en la ville de Paris; même qu'il y avoit l'arrest *in individuo*, donné au profit des maistres bouchers de la Grande Boucherie de Paris, par lequel la visitation leur avoit esté adjugée contre les sujets hauts justiciers de cette ville et fauxbourgs, et consequemment qu'il leur devoit estre permis de visiter contre lesdits appellans; et parce que lesdits appellans se vantoient d'arrest, sentence et jugement avec privileges, au contraire, demandent qu'ils en fassent apparoir. Le prevost de Paris ou son lieutenant à la police, ordonne que lesdits appellans mettroient pardevers lui les arrests, sentence et jugement avec leurs privileges dont ils se vantoient, et que les parties *hinc indè* écriroient par avertissement; et parce que *intererat reipublicæ utilitatis*, que cependant l'on visitast lesdites fausses drogues et poudres sophistiquées, et aussi que par arrest *constabat* individuellement que la visitation avoit esté adjugée aux bouchers de la Grande Boucherie de Paris contre les hauts justiciers. leditprevost ou son lieutenant ordonne que par provision lesdits intimez visiteroient, dont lesdits appellans ont appellé; et parce que comme dit est *intererat valdè utilitatis reipublicæ* que la visitation se fist, car lesdits apotiquaires et epiciers de Saint Marcel eussent pû pendant la discution de la cause d'appel bailler de ces fausses drogues et poudres sophistiquées à quelque malade ou sain qui en eust usé et tombé en danger de sa personne, demandent que nonobstant l'appel ladite sentence de provision soit executée, joint qu'il estoit question de sentence provisionale, et que ledit prevost ou sondit lieutenant avoit ordonné, dont de rechef en adherant lesdits appellans ont appellé, dit qu'il a esté en tout et par tout bien jugé et sans grief appellé, et ne leur a-t-on fait tort, si après qu'ils se sont vantez de jugement et sentences et de privileges, on a ordonné qu'ils les mettroient pardevers les juges pour les voir; et cependant veu que le cas touchoit la chose publique, que la visitation soit faite par l'ordonnance du juge royal; et de ce qu'ils se plaignent qu'on leur a osté leur privilege et l'emolument qu'ils eussent eu s'ils eussent fait la visitation, c'est frustratoirement; car on ne leur a rien osté; car quand la visitation eust esté faite, ils eussent pû assister à voir faire le rapport d'icelle, et s'il y eust eu des amendes, les demander suivant leurs pretendus privileges à cause de la haute justice; quant à la seconde appellation il n'y a propos, veu qu'il est question de faveur de la chose publique : si conclud comme dessus.

Remon pour le procureur general du roy, dit que le fait et estat d'apotiquairerie est de plus grande conséquence que tous les autres estats qu'il soient; et parce que la plus grande part dudit estat consiste en poudres, drogues, confitures, sucres et autres compositions qui se debitent et distribuent pour les corps humains et pour le recouvrement de la santé des malades, c'est chose merveilleusement privilegiée et à laquelle on doit bien avoir l'œil et plus qu'en nul autre estat ou mestier, et est requis expedient, voire très necessaire, que ceux qui s'entremettent dudit estat, soient personnages sages, sçavans, fideles, experimentez de long-temps, et connoissans bien avant la marchandise dont ils font lesdites compositions, et qu'ils ayent esté essayez et approuvez en icelles, avant qu'ils se meslent d'en faire pour distribuer ; car autrefois par la faute de ceux qui en faisoient, qui ne connoissoient bien les drogues et leurs vertus et n'avoient esté expérimentez et approuvez, sont advenus en cette ville de Paris, qui est la ville capitale du royaume, plusieurs abus, dangers, inconveniens irreparables, tournans au deshoneur et vitupere de ladite ville, et au détriment et péril des habitans d'icelle et sujets du roy ;

qui fut cause que le roy Charles VIII de ce nom (1), de ce averti, ordonna que dorénavant l'estat d'apotiquairerie ou epicerie seroient mestiers jurez, et furent deslors ordonnances faites sur iceux, par lesquelles trouve, qu'avant qu'aucun pust parvenir à la maistrise de l'estat d'apotiquaire ou épicier, falloit qu'il eust esté et demeuré chez un maistre de l'estat quatre ans continuels, à toûjours pratiquer l'art; et après ces quatre ans il estoit examiné par les maistres jurez, et finalement fit chef d'œuvre; après ce fait, s'il estoit trouvé suffisant et resceant (2), il estoit receu en la maistrise, et lui estoit permis exercer l'estat, et jusqu'à ce qu'il n'eust osé le faire; comme semblablement, que si aucune veuve d'un maistre vouloit après le deceds de son mari tenir sa boutique et exercer ledit estat, lui convenoit qu'elle eust un serviteur qui fust bien experimenté au fait du mestier ; il y a aussi plusieurs autres articles bons et louäbles, mais qu'ils fussent bien entretenus ce seroit bien fait: l'un qu'au commencement du caresme, les maistres jurez s'assembleroient et feroient quelques recettes sur lesquelles les autres de l'estat feroient les compositions et poudres; pour une fois ou deux l'an, visitation sera faite par lesdits maistres jurez, appellé le doyen de la faculté, ès maisons des apotiquaires et epiciers, et autres marchands vendant drogues et autres choses servant à faire compositions ; que défenses estoient faites à tous autres marchands forains de ne vendre, et à tous apotiquaires et epiciers de n'achetter aucunes drogues, qu'elles n'eussent esté premierement vûës par lesdits maistres jurez, appellé ledit doyen. Or ces ordonnances, les trouve si bonnes, qu'il croit bien que si elles eussent toûjours esté bien gardées, beaucoup d'inconveniens et plaintes, qui depuis sont survenus, n'eussent pas esté; et s'il y eust eu de la faute aux medecins, on l'eust pû juger : mais ils s'excusent souventefois qu'après qu'ils ont fait ce qui est de leur art et office envers les malades, ils apperçoivent que les malades qu'ils ont visitez sont péris par la faute des apotiquaires et des drogues qu'ils ont baillées; de sorte qu'on ne peut imputer le mal advenu à leur imperitie, pour proceder contr'eux par punition et correction. A cette cause semble bon estre remettre sus ces ordonnances, et si encore elles n'estoient vûës assez amples et suffisantes pour obvier à l'avenir aux périls humains, estoit de necessité que la Cour, à tout le moins par provision et jusqu'à ce qu'autrement par le roy en fust ordonné, y pourvust; car cela feroit cesser toute excuse, tant des medecins que des apotiquaires et epiciers. Et quand ledit procureur general du roy fut

(1) Lettres patentes de Charles VIII érigeant en métier juré les épiciers-apothicaires, avec des réglements en forme de statuts (août 1484), *in Histoire générale de Paris. Les métiers et corporations de la ville de Paris,* t. I, p. 508, Paris, 1886.

(2) *Resceant* ou *reseant,* résidant.

averti de l appellation presentement plaidée,il vint remontrer à la Cour partie de ce qu'il a dit, et avisa la Cour qu'il seroit bon qu'il communiquast avec les medecins et aucuns apotiquaires et epiciers pour regarder si on ne pourroit point trouver quelque bon moyen pour ordre,que dorénavant les choses n'allassent plus si mal, et pour sçavoir d'où elles auroient esté si mal conduites; ce que ledit procureur general du roy a fait, et après avoir eu longue conference avec eux, ils delibererent chacun en leur regard bailler par écrit des articles pour informer la Cour de ce qu'il estoit bon de faire; lesquels articles ils ont depuis mis pardevers ledit procureur general du roy. Par iceux il trouve expedient et très necessaire, que les apprentifs en l'art d'apotiquairerie, dorenavant, outre ce qu'ils auront demeuré l'espace de quatre ans avec un maistre de l'estat, soient suffisans latins pour entendre les livres servans à l'art, et qu'ils ayent estudié par quelque espace de temps en l'art, et oüy quelque docteur en medecine; qu'avant d'estre promû à la maistrise, tout ainsi que font les chirurgiens et barbiers qui n'ont estat de si perilleuse conséquence que les apotiquaires, ces apprentifs, après avoir estudié par quelque espace de temps, soient examinez par le docteur qu'ils auront oüy, pour sçavoir s'ils auront profité et seront en point pour sçavoir connoistre les drogues et faire les compositions, et entendre ce qui leur sera ordonné faire par le medecin à la visitation des malades; ne veut entendre qu'ils soient si lettrez que les medecins et qu'ils estudient pour en sçavoir autant; mais faut qu'ils ayent l'intelligence de la langue latine à suffisance pour entendre les livres qui traittent de leur art, et est le premier article de l'avis qui a esté baillé audit procureur général. Le second est, que combien que le temps passé on ait accoustumé faire l'examen de l'apprentif prétendant à la maistrise, sinon en la presence des maistres jurez de l'estat et par eux seulement, toutefois seroit bon que dorénavant deux docteurs de la faculté de medecine y fussent appellez, et aussi à voir faire le chef d'œuvre; il semble que cet article semble dur aux apotiquaires, et disent que par ordonnance du roy Charles VIII, l'examen et la connoissance de chef d'œuvre leur est commis et non à autres; mais à ce ne se faut pas arrester, puisqu'il est question du bien public. Quant au tiers article qui touche les veuves d'apotiquaires, ausquelles l'ordonnance enjoint avoir serviteurs experimentez, même ceux qui estoient du vivant de leurs maris, et leur defend de prendre apprentifs nouveaux, aucuns sont d'avis qu'il seroit expédient d'ajoûter que dorénavant lesdits serviteurs qui conduiront la boutique desdites veuves, avant que ce faire, soient tenus faire un chef d'œuvre ; car il faut qu'ils fassent les compositions et medecines qui sont ordonnées par le medecin, et font acte de maistre, combien qu'ils n'ayent esté approuvez. Quant à la visitation des drogues et composition des apotiquaires et epiciers, l'ordonnance y a pourvû ; car elle porte qu'elle se fera par les maistres jurez et le doyen de la faculté de medecine ; mais semble qu'il seroit bon qu'il y eust deux docteurs de ladite faculté, et qu'elle se fist par eux en la présence des maistres jurez apotiquaires, et qu'il fussent renouvellez d'an en an, et qu'ils procedassent à la visitation, sans attendre qu'ils fussent sommez par lesdits maistres jurez, ains qu'ils sommassent et interpellassent lesdits maistres jurez à assister avec eux quand bon leur sembleroit, sans donner jour certain ; car quand les apotiquaires et epiciers sentent que l'on veut faire visitation en leurs maisons, s'ils ont de mauvaises drogues et compositions, ils les transportent et latitent (1), et en empruntent de bonnes de leurs compagnons, qu'ils mettent en leurs boutiques, comme les visiteurs trouvent quand ils vont faire la visitation : et après que lesdits visiteurs se sont retirez, ils reprennent leurs mauvaises drogues et les mettent en la boutique, et en font leurs compositions comme au precedent, dont adviennent plusieurs maux et inconveniens. A cette cause sera bon d'ordonner que quand la visitation se fera, les apotiquaires et epiciers qui seront visitez seront tenus faire serment qu'ils n'ont reçû, latité (2), ni transporté des drogues qu'ils avoient au precedent la visitation, et que les drogues qu'ils avoient lors de la visitation en leurs boutiques et maisons, qui seront bonnes, leur appartiennent ; et que l'on defendra à tous apotiquaires et epiciers de ne prester les uns aux autres aucunes drogues lors que l'on fera la visitation, sur peine d'amende arbitraire pour la premiere fois, et punition corporelle pour la seconde fois. Aussi soit enjoint aux visiteurs qui auront visité, aller faire leur rapport d'icelle visitation pardevant le prevost de Paris ou son lieutenant, à jour de police, et prendre et porter les drogues qu'ils aurout trouvées mauvaises, corrompuës et dangereuses, pardevant ledit lieutenant audit jour de rapport, pour proceder par amendes pecuniaires et autrement, selon l'exigence des cas, à l'encontre de ceux ès maisons desquels auront esté trouvées lesdites mauvaises drogues. Item, que defenses soient faites à tous marchands forains qui amenent des drogues en cette ville pour vendre et exposer en vente, de n'en vendre et exposer que premierement elles n'ayent esté visitées par lesdits visiteurs, et que ladite visitation soit faite, non seulement ès maisons des marchands vendans en gros ; et que si faisant par lesdits visiteurs la visitation tant des drogues qu'ame-

(1) *Latitent*, cachent.
(2) *Latité*, caché.

neront lesdits marchands forains que de celles qui sont ès maisons desdits marchands vendeurs en gros, soient aucunes trouvées fausses, mauvaises et corrompuës, lesdits visiteurs les portent pardevers ledit lieutenant à la police ; et parce que l'ordonnance porte que lesdits visiteurs seront tenus faire les visitations des drogues, qui seront amenées par lesdits marchands forains, dedans les vingt quatre heures qu'elles sont arrivées, leur soit enjoint icelles visitations faire diligemment. Et en tant que touche les compositions des recettes et autres confitures qui sont meslées, trouve qu'il est requis et necessaire, qu'avant que les faire, les drogues simples fussent communiquées aux medecins ; mais les apotiquaires disent qu'avant que faire leurs compositions, ils ont accoustumé mettre leurs drogues qu'ils veulent employer sur une table, et appeller leurs compagnons apotiquaires, et leur font visiter si lesdites drogues sont bonnes ou non, et après qu'elles sont certifiées bonnes, les employent ; mais au contraire, les medecins disent que les apotiquaires peuvent faire les uns pour les autres ; davantage qu'il y aura un apotiquaire qui aura emprunté de son voisin quelques bonnes drogues, et les montrera à deux qu'il appellera ; et néanmoins il employera les drogues qu'il aura latitées et détournées ; quoi que ce soit, il seroit besoin qu'à la composition il y eust un medecin present ; car il connoistra mieux que l'apotiquaire si les drogues sont bonnes ou non, et si elles ne sont point nuisibles en qualité ou en quantité. Trouve outre qu'il est bon faire defenses à tous apotiquaires de ne bailler aucunes recettes, si elles n'ont esté ordonnées par les medecins ; car attendu qu'aucuns apotiquaires se meslent d'en bailler sans ordonnance du medecin, et bien souvent en advient de l'inconvenient ; encore n'en baillent par l'ordonnance des medecins, s'ils ne sont docteurs en l'université de Paris, ou medecins du roy ou de quelques grands seigneurs et princes. Item, qu'ils ne baillent des tablettes dangereuses, comme de cotignac de Lyon (1), sans ce qu'il ait esté montré au medecin. Item, de ne bailler aucunes médecines ou potions sur les recettes des empiriques, si lesdits empiriques ne sont reçûs et approuvez par la faculté de medecine de cette ville de Paris. Et parce qu'il y a plusieurs marchands de cette ville qui vont en Flandres, à Lyon et autres contrées, tant de ce royaume que d'ail-

(1) Le *cotignac de Lyon* est le « cotignat laxatif » de la *Paraphrase sur la Pharmacopœe* par Briçon Bauderon (2e édition, p. 38, Lyon, 1595), le *diacydonium laxans* de la *Pharmacopœa Lugdunensis reformata* (Lyon, 1674, p. 128). Il y entrait ou de la scammonée, ou du jalap, ou du turbith. Rabelais, qui fut médecin à Lyon de 1532 à 1535, mentionne dans son *Pantagruel* (livre II, chap. 28) un « coudinac cantharidisé », éminemment « dangereux », au sujet duquel j'ai publié une note dans la *Revue des études Rabelaisiennes* (1905, p. 181).

leurs, achetter des drogues composées et autres épiceries, et puis les viennent vendre en gros ou en détail en cette ville, semble qu'il sera nécessaire de défendre ausdits marchands de n'en exposer en vente qu'elles n'eussent esté vûës par les medecins, et aussi a esté avisé de remontrer à la Cour, qu'il seroit bien bon que quand un medecin a ordonné une recette, il fût present à la voir faire. Aussi les apotiquaires demandent aux medecins une chose qui semble raisonnable; c'est à sçavoir que parce que lesdits medecins ordonnent souvent des dispensaires(1) et les font de diverses sortes, et neanmoins les nomment du même nom, et toutefois ils ont effet contraire, en quoi les apotiquaires se trouvent étonnez ; à cette cause lesdits medecins soient tenus eux assembler une ou deux fois l'an, et ensemble aviser de la forme de faire lesdits dispensaires, et en avertissent lesdits apotiquaires à ce qu'ils ne puissent faillir ; et leur offrent lesdits apotiquaires leur salaire competant. Or voit la Cour de quelle conséquence est l'estat d'apotiquairerie et epicerie et que c'est une chose dont tous les jours le genre humain a affaire, et n'y git que la vie ou la mort de la personne, se débattant les parties privées à qui appartient faire la visitation pour garder leurs privileges pretendus seulement, et non pour bonne consideration qu'ils ayent pour la conservation du genre humain ; et quelques privilèges encore qu'alleguent les appellans, si ne montrent-ils point qu'ils ayent ce droit de visitation privative aux maistres jurez apotiquaires de cette ville de Paris. Il est vrai qu'ils veulent faire un fondement et un argument sur un arrest de la Cour, donné pour le regard de quelques barbiers et chirugiens ; mais ne montrent point qu'ils en ayent exprès touchant les apotiquaires et les epiciers : toutefois parce qu'ils ont grande estendue de jurisdiction et aussi que l'estat d'apotiquairerie et epicerie est de si grande et dangereuse consequence, faut qu'ils se reglent selon la regle des officiers du roy. A cette cause ne veut ledit procureur general empêcher qu'avec les maistres jurez et ceux qui seront commis par les officiers du roy au Chastelet, lesdits appellans ne commettent quelqu'un qui assistera à la visitation qui se fera par les visiteurs qui seront deputez par lesdits officiers du Chastelet ou par la Cour, s'il lui plaist en prendre la connoissance ; et que s'il y a forfaicture ou malversation trouvée des apotiquaires et epiciers estant du détroit desdits appellans, ils n'en ayent l'amende ; et au surplus que la Cour autorise les articles qu'il a reçûs, si elle trouve que bon soit, sinon y pourvoye ainsi qu'elle verra estre à faire raison.

Le Tirant a dit qu'il accordoit la visitation estre faite commutative,

(1) *Dispensaires*, pharmacopées. Il est question, quelques pages plus loin, des dispensaires de « Mésué et autres semblables ».

et que les malversations des apotiquaires et epiciers du detroit des appellans soient rapportées par devant leurs officiers ; et où la Cour voudroit qu'elles fussent rapportées en Chastelet, à tout le moins les amendes esquelles les malversans seroient condannez fussent appliquées ausdits appellans.

A dit Remond, que ce n'estoit raison que les rapports de visitations fussent faits pardevant les officiers desdits appellans, mais bien des amendes, estoit d'accord qu'ils en eussent part.

De Chappes dit que les intimez accordoient que la Cour ordonnast ce qu'elle verroit estre bon et utile pour le statut et ordonnance et entretenement d'iceux ; mais à ce que les gens du roy disent qu'il seroit bon que les valets que les veuves ont pour la conduite de leurs boutiques fissent chef d'œuvre, seroit un peu dur; car s'ils avoient fait chef d'œuvre, *nihil distarent à magistris*, et ne voudroient rien faire pour lesdites veuves : bien sont d'accord les intimez que l'on les examine à toute rigueur. Quant est que les apprentifs soient latins, et soient tenus aller ouïr la leçon d'un docteur, en sont bien d'accord les intimez, pourvû que ce soit après l'apprentissage fait ; car durant leur apprentissage ils ne pourroient servir à leurs maistres, parce que sous ombre d'aller à la leçon, ils pourroient aller joüer tout le jour et ne reviendroient qu'à leur plaisir ; et cependant leurs maistres et les malades dont ils ont charge faire visitation chaque jour, pourroient endurer davantage. Si pendant leur apprentissage ils estudioient, pourroit avenir qu'aucuns ausquels Notre Seigneur fait plus de grace qu'aux autres, pourroient tellement comprendre qu'ils seroient instruits en l'art si avant, qu'ils ne penseroient plus estre tenus aller servir leurs maistres, et se voudroient faire recevoir sans achever le temps de leur apprendissage, qui est indict par l'ordonnance du roy. A ce que les gens du roy disent qu'il seroit bon qu'à l'examen de ceux qui pretendent à la maistrise assistassent des medecins, repond que lesdits intimez en sont contens, combien que l'ordonnance soit pour eux pour l'empêcher ; mais qu'ils assistent au chef d'œuvre l'empêchent, parce qu'il ne dépend de la théorique des medecins. Davantage, y a plusieurs medecins qui voudroient y assister, pour apprendre à faire les compositions et connoistre les drogues qu'ils ne sçavent et ne connoissent, et quand les connoistroient et sçauroient, voudroient eux-mêmes après faire lesdites compositions ; en sorte qu'ils feroient ou feroient faire par leurs serviteurs, au préjudice des apotiquaires, l'acte de medecin ou d'apotiquaire; et neanmoins jamais ne seroient visitez. Et en tout évenement quand il plaira à la Cour ordonner que lesdits medecins assistent audit chef-d'œuvre, elle doit par même moyen ordonner qu'ils n'auront aucun salaire. Quant aux visitations des drogues que les marchands orains amenent pour vendre en cette ville, dit que l'ordonnance y est que les maistres jurez seront contrains aller faire la visitation dedans les 24 heures de l'arrivée, et les 24 heures passées, s'ils n'y sont allez, est permis aux marchands forains vendre, et aux apotiquaires achepter; si les medecins y veulent aller, s'en rapportent lesdits apotiquaires à eux; mais s'ils y viennent, ne doivent avoir aucun salaire; car cela tourneroit aux frais desdits apotiquaires. En tant que touche la visitation qui se doit faire ès maisons des apotiquaires, l'ordonnance y pourvoit; mais encore si la Cour y veut ajoûter, ne l'empêchent les apotiquaires; car ils ne veulent rien faire qui ne soit bon; mais quoi qu'il en soit, que pour la visitation, ne autrement, on ne peut exiger rien d'eux. Quant aux défenses requises par le procureur du roy aux apotiquaires de ne rien bailler sinon par l'ordonnance du medecin, répond qu'il y a danger à cet article; car pourra avenir qu'à minuit ou autre heure tarde, et autre que chacun sera en son lit, une maladie prendra à un quidam; pour le secourir, on sera plûtost venu à la maison de l'apotiquaire que d'aller voir le medecin, et pourra l'apotiquaire porter la recepte, pendant qu'il pourroit avenir inconvenient au malade. A cette cause, n'y a grand propos à cet article; toutefois s'il plaist à la Cour ordonner, s'en rapporte à elle. Quant à tous les autres articles recitez par ledit procureur general, supplient lesdits apotiquaires la Cour y vouloir aviser; et seront bien aises lesdits apotiquaires d'estre bien reglez, mais aussi qu'elle voye les articles qu'ils ont baillez audit procureur general du roy.

La Cour dit quant aux deux appellations interjettées par les abbé et convent de Sainte Genevieve au Mont de Paris, des deux appointemens et jugemens donnez par le prevost de Paris ou son lieutenant à jour de police, qu'elle a mis et met icelles appellations, ensemble lesdits appointemens et jugemens au neant, sans amende et sans dépens des causes d'appel, et pour cause; et en emendant le jugé, après la declaration du procureur general du roy et des avocats et procureurs desdits appellans, ladite Cour a ordonné et ordonne que la visitation des apotiquaires et epiciers demeurans ès fauxbourgs Saint Marcel et dedans les fins et limites du detroit et jurisdiction desdits abbé et convent de Sainte Geneviéve, sera dorénavant faite par les quatre maistres jurez et apotiquaires de cettedite ville, qui seront députez au fait de la visitation des apotiquaires par la communauté des apotiquaires jurez de cettedite ville de Paris, et deux docteurs medecins de cettedite ville, qui seront députez par la faculté de medecine de cettedite ville pour assister à la visitation, et par un maistre apotiquaire juré estant du détroit et jurisdiction desdits abbé et convent, qui sera specialement par eux deputé aussi pour assister à icelle visitation, à laquelle pourra pareillement assister l'un des officiers desdits abbé et convent, qui à ce sera par eux commis et député, et par manière de provision, et jusqu'à ce qu'autrement par ladite Cour en soit ordonné, la visitation qui ainsi sera faite par lesdits quatre maistres jurez apotiquaires qui seront deputez par la communauté d'iceux apotiquaires et par les deux medecins qui seront deputez par ladite faculté de medecine, et par l'apotiquaire desdits abbé et convent qui par eux sera deputé, rapportée pardevant le prevost de Paris ou son lieutenant civil et criminel tenant la police, et autres officiers dudit Chastelet assistans à ladite police, aussi assistant l'officier qui sera commis par lesdits abbé et convent pour assister à ladite visitation, et seront tenus lesdits visiteurs rapporter les fautes qu'ils auront trouvées aux drogues simples et composées desdits apotiquaires demeurans dans le détroit et jurisdiction desdits abbé et convent de Sainte Genevieve, pour puis après l'amende estre imposée sur iceux apotiquaires sur lesquels auront esté trouvées les fautes par ledit prevost de Paris ou son lieutenant tenant la police, telle qu'ils verront estre à faire par raison, dont les deux tiers seront appliquez ausdits abbé et convent, et l'autre tiers aux quatre maistres jurez apotiquaires qui seront élûs visiteurs, qui auront fait la visitation selon et ensuivant l'ancienne ordonnance. Et quant aux autres articles presentement requis par le procureur general du roy pour le bien et réformation de l'art et mestier d'apotiquairerie, ladite Cour a ordonné et ordonne avant qu'y faire droit diffinitivement, elle verra les articles qui ont esté baillez pour le fait de ladite réformation, stabiliment et perpetuation d'icelle, par les docteurs en medecine de ladite université, et ceux semblablement baillez de la part des apotiquaires, maistres jurez d'icelle ville, avec ce present plaidoyé, sur lesquels articles et le contenu audit plaidoyé sera plus amplement enquis, *super commodo vel incommodo*, par deux des conseils de ladicte Cour, qu'à ce faire elle commettra et députera avec eux, appellez six des plus anciens docteurs medecins de cettedite ville, qui par icelle Cour seront nommez ; pour ce fait et oüy le rapport desdits conseillers et vû l'avis desdits six medecins estre procedé au jugement et ordonnance de la reformation susdite, ainsi qu'il appartiendra par raison ; et cependant par manière de provision et jusqu'à ce qu'autrement par ladite Cour en soit ordonné, parce que la matiere requiert celerité, afin que l'on sçache de quelle qualité et suffisance devront estre ceux qui seront promûs dorénavant à la maistrise en l'art d'apotiquairerie, a ordonné et ordonne ladite Cour, qu'avant que ceux qui tendront à ladite maistrise puissent parvenir à icelle, seront tenus avoir appris suffisamment la langue latine pour entendre les livres en latin dont on a accoustumé user pour apprendre l'art d'apotiquairerie, comme *Mésué* et autres semblables (1), et qu'ils oyront un an durant, et non compris en icelui an le temps de vacations, deux lectures chacune semaine audit art et science d'apotiquairerie, qui leur seront faites par un bon et notable docteur de ladite faculté de medecine, qui à ce par elle sera deputé, et sur ce seront examinez et interrogez quand leur examen se fera; et pour icelui examen dorénavant faire, a ordonné et ordonne ladite Cour par maniere de provision, et jusqu'à ce qu'autrement par elle en soit ordonné, que la communauté des apotiquaires sera tenue s'assembler une fois l'an, et en icelle assemblée elire et députer quatre des plus notables d'entr'eux, sçavans et experimentez en l'art d'apotiquairerie, pour vacquer et entendre à l'examen de ceux qui voudront estre reçûs en la maistrise de l'état. Pareillement ordonne ladite Cour que ladite faculté de medecine de Paris, une fois l'an, sera tenue soi assembler, et elle assemblée, députer deux bons et notables, suffisans et experimentez medecins docteurs pour assister audit examen faire avec lesdits quatre apotiquaires; et seront députez par ladite communauté deux apothicaires jurez; et en la presence d'iceux deux docteurs medecins sera fait par lesdits quatre apotiquaires élûs l'examen, non seulement sur les drogues simples et composées et les manieres de les composer, mais aussi sur le chef-d'œuvre comme devroient faire ceux qui sont examinez pour parvenir à ladite maistrise; et par tous lesdits quatre apotiquaires élûs et les deux medecins députez ensemblement, sera fait rapport à jour de police pardevant ledit prevost de Paris ou sesdits lieutenans civil et criminel tenans la police, de la suffisance ou insuffisance de celui qui aura esté examiné et fait son chef-d'œuvre, pour, oüy ledit rapport, proceder par ledit prevost ou sesdits lieutenans à ladite police, à la rejection de celui qui sera rapporté non suffisant, ainsi qu'il appartiendra par raison; et a ladite Cour enjoint, et enjoint ausdits quatre apotiquaires qui seront élûs par ladite communauté, et ausdits docteurs medecins qui seront deputez par ladite faculté de medecine, de bien loyaument et fidelement et en leurs consciences faire rapport audit prevost de Paris ou sesdits lieutenans, si ceux qui pretendront à ladite maistrise seront suffisans et capables et experimentez comme l'estat le requiert. Aussi a ordonné et ordonne ladite Cour, que par lesdits quatre apotiquaires qui seront élûs par ladite communauté et par lesdits deux docteurs medecins seront examinez

(1) Les dispensaires latins de *Mésué* et de *Nicolas* de Salerne ont été, en France, les pharmacopées officielles depuis le XIVe siècle jusqu'au XVIIe. Ils sont de nouveau mentionnés dans l'arrêt de 1559.

les valets et serviteurs des apotiquaires, qui seront pris et appellez par les veuves des apotiquaires pour exercer l'estat et art d'apotiquairerie durant leurs viduitez, tant sur les simples drogues que composées, et la manière de la composition d'icelles, et dressement des recettes qui seront ordonnées par les medecins, et autres choses requises; et si seront lesdits valets et serviteurs examinez par lesdits deux docteurs en medecine et quatre apotiquaires élûs, sur les experiences manuelles des compositions des drogues, non si exactement comme si lesdits valets et serviteurs vouloient faire chef-d'œuvre, mais pour sçavoir s'ils sçavent et entendent comme se doivent faire lesdites compositions, et s'ils les pourront et sçauront faire ; et ce fait, en sera fait rapport, bon, loyal et fidelle par lesdits deux docteurs medecins et lesdits quatre apotiquaires élûs à jour de police, pardevant ledit prevost de Paris ou sesdits lieutenans icelle tenans, pour, ledit rapport fait et oüy, bailler par ledit prevost ou sesdits lieutenans la provision au valet qui sera rapporté suffisant de l'exercice de l'art d'apotiquairerie bien et loyaument, après que ledit prevost ou sesdits lieutenans auront de lui reçû le serment de ce faire. A pareillement ladite Cour ordonné et ordonne, par maniere de provision et jusqu'à ce que par elle autrement en soit ordonné, que ladite faculté de medecine sera tenüe de s'assembler une fois l'an, et après serment fait par les docteurs medecins en la maniere accoustumée, eliront deux bons et notables, et les plus anciens et experimentez en l'art et science de medecine ; et aussi ladite communauté des apotiquaires sera tenüe de s'assembler une fois l'an ; et iceux apotiquaires en leurs consciences et par serment eliront quatre d'entr'eux des plus anciens, notables, sçavans et experimentez en l'art d'apotiquairerie, pour ensemblement par eux faire la visitation qui après ensuit ; et prealablement se transporteront à jour de police pardevant ledit prevost de Paris ou sesdits lieutenans, icelle police tenant, et illec feront serment de bien et loyaument, fidellement, selon Dieu et leurs consciences faire visitation des drogues, tant simples que composées, qu'autres choses dont est besoin s'enquerir, qui seront ès maisons et boutiques des apotiquaires et epiciers ; et icelle visitation faite à jour de police pardevant ledit prevost de Paris ou sesdits lieutenans, icelle tenans, feront rapport bon et loyal sans acceptation de personnes, et sans dissimulation, des drogues bonnes ou mauvaises, simples ou composées, et autres choses qu'ils auront trouvées ès maisons et boutiques desdits apotiquaires et epiciers ; et pour faire cette visitation deux fois l'an, c'est à sçavoir le lendemain de la mi-carême, et le lendemain de la mi-aoust, eux six ensemblement, seront tenus eux transporter ès boutiques et maisons des apotiquaires et epiciers ; et en premier lieu feront faire ausdits apotiquaires et epiciers bon et loyal serment d'exhiber et mettre en evidence toutes les drogues, tant simples que composées qu'ils auront, sans les cacher ni emprunter, et qu'ils n'ont caché ni fait cacher directement ou indirectement aucunes drogues simples ou composées : et fait ladite Cour injonction ausdits apotiquaires et epiciers, sur peine de cent marcs d'argent, de prison et punition corporelle, si mestier est, d'exhiber et mettre en evidence ausdits visiteurs toutes et chacunes les drogues, soit simples ou composées, qu'ils auront en leurs boutiques et maisons, et faire ouverture s'il est besoin ausdits visiteurs, s'ils en sont requis par eux, de leurs caves et celliers, chambres et autres lieux, pour voir s'il n'y a point aucunes drogues cachées ; et sur semblables peines fait inhibitions et defenses à iceux apotiquaires et epiciers de ne cacher aucune chose des drogues qu'ils auront, ne au lieu des mauvaises emprunter des bonnes de leurs compagnons ou des marchands durant l'acte de visitation, ou pour le fait d'icelle. Toutefois n'entend la Cour que si aucuns des apotiquaires n'avoient toutes les drogues dont il leur convient user ès compositions requises en leur art, ils n'en puissent emprunter de leursdits compagnons pour employer esdites compositions qu'ils voudront faire, pourvû qu'elles soient bonnes et loyales. Et la visitation faite, le jeudy plus prochain d'icelle, sera rapportée par lesdits visiteurs pardevant ledit prevost de Paris, ou sesdits lieutenans tenans la police ; et les drogues simples et composées qui seront trouvées n'estre d'effet et vertu pour employer à la composition des medecines, seront mises en sacs et portées pardevant ledit prevost de Paris ou sesdits lieutenans à jour de police et icelle tenant, pour, oüy le rapport desdits visiteurs, ordonner par icelui prevost ou sesdits lieutenans, icelles drogues estant de nul effet et vertu et non employables en compositions, estre brûlées publiquement, s'ils voyent que faire se doive. Et si a fait et fait ladite Cour inhibition et defenses à tous les apotiquaires et aux maistres valets, sur les peines que dessus, c'est à sçavoir, de cent marcs d'argent d'amende, de prison et de punition corporelle, d'employer aucunement aux recettes et medecines, que lesdits medecins leur ordonnent faire, aucunes drogues, sinon qu'elles soient bonnes et loyales, et qu'elles ayent été vûes et declarées bonnes et loyales par lesdits visiteurs. Aussi leur fait ladite Cour defenses sur semblables peines d'employer ès ordonnances desdits medecins, sinon les drogues que lesdits medecins leur ordonneront employer, sans en rien exclure de ce qu'iceux medecins auront ordonné, en qualité ou quantité. Semblablement ladite Cour a ordonné et ordonne que ladite faculté de medecine s'assemblera une fois l'an, et icelle assemblée sera tenüe aviser le temps plus propre et opportun pour faire les drogues composées esquelles entrent plusieurs especes simples; et au temps qu'ils aviseront estre le plus propice et opportun pour faire lesdites compositions, les apotiquaires qui en voudront faire, seront tenus mettre chacun en sa maison sur une table, et tenir un jour tel qu'il sera ordonné par lesdits medecins et apotiquaires jurez, commis et deputez au fait de ladite visitation, depuis six heures du matin jusqu'à six heures du soir, toutes et chacunes les drogues simples dont ils voudront faire lesdites drogues composées, et en auront par registre et en écrit les noms, et seront visitées par lesdits visiteurs qui seront deputez et élûs comme dessus est dit. Et les drogues simples requises pour lesdites compositions, qui seront trouvées par lesdits visiteurs estre corrompuës ou fausses, et n'estre de vertu et effet pour estre employées en composition, seront mises en sacs, et portées pardevers ledit prevost de Paris ou sesdits lieutenans à jour de police et icelle tenant, pour, oüy le rapport d'iceux visiteurs, lesdites drogues estre par l'ordonnance d'icelui prevost ou sesdits lieutenans, brûlées. Et fait ladite Cour inhibitions et défenses à tous apotiquaires, sur peine de cent marcs d'argent applicables au roy, de prison et de punition corporelle, même de la hart, de ne mettre dedans lesdites compositions qu'ils feront, aucunes drogues, sinon de celles qui seront approuvées et declarées bonnes et loyales, et d'effet et vertu en operation de medecine par lesdits visiteurs; pardevant lesquels visiteurs lesdits apotiquaires feront serment de mettre et employer esdites compositions qu'ils feront, lesdites drogues en quantité et qualité, selon que lesdits visiteurs leur ordonneront, et qu'ils n'y mettront et employeront aucunes autres drogues passées et corrompuës, mais semblables à celles qui auront esté visitées, approuvées et declarées bonnes et loyales par lesdits visiteurs. Et pour ce qu'en l'art de medecine les medecins usent d'un *qui pro quo*, a ordonné et ordonne ladite Cour, que pour le bien de la chose publique et conservation et réparation de la santé des corps humains, ladite faculté de medecine s'assemblera, en icelle assemblée élira six des plus notables, suffisans, sçavans et experimentez d'entre les docteurs d'icelle, qui redigeront par écrit les dispensaires desdits *qui pro quo* ausdits apotiquaires, et quand ils seront et devront estre baillez aux malades; et ce qui sera par ces six medecins ordonné pour lesdits dispensaires ausdits apotiquaires, enjoint la Cour ausdits apotiquaires le garder sur les peines que dessus, c'est à sçavoir de cent marcs d'argent d'amende, de prison, punition corporelle et de la hart; et leur fait défenses d'user d'aucun *qui pro quo*, sinon de ceux qui leur seront ordonnez par lesdits six docteurs medecins aux dispensaires susdits. Leur fait pareillement ladite Cour inhibition et défense de faire aucune composition de medecine pour bailler aux malades, si ladite composition et medecine ne leur est ordonnée par les docteurs medecins reçûs en la faculté de medecine de l'université de Paris, ou des medecins du roy et de ceux du sang royal. Semblablement leur fait inhibitions et défenses de ne faire aucunes compositions de medecine sur les ordonnances des empiriques en art de medecine, sur peine de cent marcs d'argent, de prison et punition corporelle, n'estoit que lesdits empiriques fussent reçûs et compris par ladite faculté de medecine de ladite université de Paris. Et outre a ordonné et ordonne ladite Cour, que ladite faculté de medecine s'assemblera et deputera chacun an deux des docteurs medecins d'icelle, des plus suffisans et experimentez, et la communauté des apotiquaires, quatre maistres jurez apotiquaires, notables, sçavans et experimentez, pour ensemblement visiter dedans les vingt-quatre heures, suivant l'ordonnance, les marchandises d'apotiquairerie et epicerie qui sont amenées en cette ville de Paris, pour, après la visitation faite, si elles sont trouvées bonnes, suffisantes et valables, estre venduës en la maniere accoustumée ; et enjoint ladite Cour aussi aux six deputez, faire icelle visitation dedans ledit temps de vingt-quatre heures après que lesdites marchandises seront arrivées et que l'on leur aura signifié l'arrivée, sur peine d'amende arbitraire, à la discretion de ladite Cour. Et en entherinant la requeste faite par ledit procureur general du roy, concernant le fait et composition des cotignacs et autres semblables compositions que les apotiquaires ont accoustumé faire sans ordonnance du medecin, a ordonné et ordonne ladite Cour, que dedans quinzaine ladite faculté de medecine s'assemblera et élira deux des docteurs d'icelle des plus sçavans et experimentez, lesquels verront et mettront par ecrit les drogues que lesdits apotiquaires doivent employer pour faire les susdites compositions, et ordonneront lesdits docteurs medecins en quelle quantité et qualité lesdits apotiquaires employeront lesdites drogues à faire icelles compositions; et dès-à-present comme pour lors, après l'ordonnance qui sera faite par lesdits medecins, defend ausdits apotiquaires sur les peines que dessus, de n'employer esdites compositions d'autres drogues que celles qu'ils trouveront ecrites par lesdits medecins, et en la quantité et qualité qui leur auront esté baillées par iceux medecins, et de ne bailler lesdites compositions ni autres semblables par eux faites sans ordonnance du medecin ausdits malades. Et pareillement a ordonné et ordonne ladite Cour, qu'aux visitations et examens faire, assisteront lesdits visiteurs et examinateurs sans prendre aucun salaire, sinon celuy qui leur est permis prendre par l'ancienne ordonnance, qui est de vingt sols à chacun, et fait défenses à tous apotiquaires, et à tous autres ne faire aucunes recettes si elles ne sont ordonnées comme dessus est dit. Et à ce que les bacheliers en medecine apprennent et connoissent les drogues, pour mieux comprendre leurs operations en l'art de medecine, a ordonné et ordonne ladite Cour, qu'à la visitation qui sera faite par lesdits medecins et apotiquaires d'icelles drogues, lesdits medecins meneront avec eux leurs bacheliers. Et ce, sans préjudice du procès pendant en icelle Cour entre les apotiquaires et epiciers. Et enjoint la Cour audit prevost de Paris et ses lieutenans civil et criminel de faire garder et entretenir les ordonnances susdites, et faire enquerir diligemment par les examinateurs du Chastelet de Paris contre les transgresseurs d'icelles ordonnances, pour ce fait, proceder à l'encontre d'eux, pour en faire la punition exemplaire, ainsi qu'il appartiendra par raison; et si enjoint ausdits examinateurs obeir en ce que dessus, ou qui leur sera ordonné par ledit prevost de Paris ou ses lieutenans; et au substitut dudit procureur general du roy audit Chastelet, en faire la poursuite telle qu'il est requis. Fait en Parlement le trois aoust 1536.

II. Arrêt du 29 juillet 1559

Françoys, par la grace de Dieu, roy de France, à tous ceulx qui ces presentes lettres verront, salut. Savoir faisons que nostre Court de parlement a fait extraire des registres d'icelle l'arrest duquel la teneur s'ensuyt.

Comme, le lundy 28e jour de fevrier l'an 1557, comparans judiciairement en nostre Court de parlement, Françoys Grégoire et Nicolas Houel, eulx disans jurez et gardes de l'estat d'appoticaire en ceste ville de Paris, Estienne Levesque, Anthoine Barbier, Estienne Le Saige, Françoys Pajot, Jehan Goujon, Nicolas Dubuz, Guillaume de Voulges, Estienne Masurier, Jehan de Plancy, Pierre Quthe (ou Cutte), Thomas Gaudie (ou Gandic), Claude Mazallon, Claude Mosac (Mouzac ou Monzac), Pierre Noel, Françoys Hebert, Pierre Lyon, Françoys Pijart et Guillaume Du Val, tous maistres appoticaires et espiciers à Paris, joinctz avec lesdictz Gregoire et Houel, appellans une foys ou plusieurs en adherant des sentences données les 5 et 17e octobre, 31e et dernier décembre 1556, par nostre prevost de Paris ou son lieutenant sur le faict de la police et de ce qui s'en est ensuivy, intimez et demandeurs à l'enterinement de deux requestes par eulx presentées à nostredicte Court les 30 decembre et 22 mars oudict an 1556 tendans à reiglement et autres fins y contenues d'une part; et Pierre de Reims et Raoullequin Lyon, maistres appoticaires et espiciers eulx disans aussi jurez et gardes dudict estat, Claude Petit et Guillaume Beaujehan eulx disans deleguez dudict estat, intimez et appellans d'une autre sentence donnée le 3e juillet oudict an 1556 par nostredict prevost de Paris ou son lieutenant sur le faict de la police, et encores lesdictz Pierre de Reims, Raoullequin Lyon, Claude Petit, Guillaume Beaujehan, Jehan Guerin l'aisné, Robert Guérin, Jaques Heron, Macé Le Groz l'aisné, Marc Heron, Macé Le Roy, Guillaume Du Val l'aisné, Macé Le Groz le jeune, Arnault Dalmaigne, Guillaume Dessoubz, Simon Le Roy, Pierre Le Roy, Claude Bagore l'aisné, Loys de Casilan, Guillaume Liger, Jehan Contesse, Michel Dusseau, Jehan Le Camus, Nicolas Bouguier, Sebastian Vollo (ou Bollo), Augustin Mousse, André Constantin, Claude Bagore le jeune, Pierre Bastin (ou Baston), Nicolas Gonnyer, Roger Alleaume, Girard Fremyn, Jehan Dallier, Jehan De la Barre le jeune, Jehan Brissart (ou Bissart), Jehan Terrin, Jehan Coulon (Coulomp ou Collon), Helye Baudart (ou Bodart), Robert Descloux, Noel Le Camus, Loys La Mulle (Le Nulle ou Cenulle), André Baudart (ou Bodart), Jehan Bizain, Jehan Bazouyn, Estienne Cartier, Girard Chassebras, Estienne Robineau, Pierre Guerin, Charles Compaignon, Loys Le Flopilliere, Gilles Le Roy, Jehan Cossart et Guillaume Robineau, aussi tous maistres appoticaires et espiciers de cestedicte ville de Paris, defendeurs à l'enterinement desdictes deux requestes des 30 decembre et 22e mars 1556 d'autre part, ou les procureurs desdictes parties; lesdictz Françoys Grégoire, Nicolas Houel et consors, appellans, intimez et demandeurs, eussent faict dire et proposer que ceste cause n'appartenoit point tant à eulx comme elle appartenoit à nostre procureur general et au public, nostredicte Court sçavoit de quelle consequence estoit l'estat d'appoticaire et combien il estoit perilleux et dommageable au public si l'on recevoit des maistres en cest estat qui n'eussent aage compectent, feussent de meur jugement et discretion, eussent estudié et fussent sçavans, bien experimentez par chefz d'œuvres et eussent la congnoissance tant des drogues simples, medicamens, que de la mixture et composition des medicines qui sont ordonnées par les docteurs medecins pour l'usaige des corps humains; aussi pouvoit entendre nostredicte Court que pour eviter aux inconveniens et monopoles qui pourroient advenir par l'ignorance, avarice ou malignité des jurez dudict estat et leurs coadjuteurs, il estoit necessaire que les drogues apportées de jour en jour en ceste ville de Paris par les marchans forains, fussent mises en la chambre publicque destinée pour cest effect, pour y estre visitées par les quatre maistres jurez avant que l'on les puisse exposer en vente ; et aussi qu'il estoit necessaire que les drogues simples et compositions qui se trouveroient es bouticques et maisons des maistres dudict estat, soient visitées, deux foys l'année pour le moins, par les quatre maistres jurez dudict estat et deux docteurs en medicine, pour estre les drogues qui se trouveroient viciées, corrompues ou gastées, confisquées et bruslées, et ceulx en la maison desquelz elles seroient trouvées, condamnez en l'amende. Nostredicte Court, par cy devant en l'année 1536, studieuse comme elle a accoustumé du bien public, y avoit très bien pourveu ; et si les intimez s'en fussent voulu contenter et n'eussent riens innové, et aussi peu abuser de leur auctorité et qualité des maistres jurez, n'eussent receu et passé, depuis deux ans et demy en ça, bien trente maistres dudict estat, les ungs à l'aage de quatorze et quinze ans, les autres de dix sept à dix huict ans, gens ignorans et sans experience quelconque, moyennant quelques pris d'argent receu en cachette, nostredicte Court ne fust pour lors empeschée de ceste cause ; mais la necessité du temps et les inconveniens ausquelz estoit besoing de pourveoir les y contrainct.

Or, en l'an 1536, il y eut ung differend en nostredite Court entre les religieux, abbé et convent du mont Saincte Genevielve, appellans de nostre prevost de Paris ou son lieutenant tenant les polices, de ce qu'il avoit ordonné que les maistres jurez appoticaires de ceste ville pourroient visiter les bouticques des maistres appoticaires et espiciers demourans en la justice desdictz religieux, abbé et convent, et faire leur rapport pardevant luy à la police et le substitut de nostre procureur general en nostre Chastellet, et les maistres jurez appoticaires intimez, ouquel differend seroit intervenu nostredict procureur general, prenant la cause pour son substitut ; et pour les plainctes qu'il auroit remonstré estre survenues par la malice, ignorance ou avarice des maistres dudict estat, judiciairement auroit requis que ledict estat fust reiglé, et à ces fins auroit faict recit de plusieurs articles de reiglement à luy baillez, tant de la part des docteurs de la faculté de medicine, que des maistres appoticaires de ceste ville. Finablement nostredicte Court, parties oyes bien amplement d'une part et d'autre, quant à la cause d'appel auroit reiglé les parties et, en tant que touchoit le reiglement diffinitif requis par nostredict procureur general, auroit ordonné que avant y faire droict diffinitif, la faculté de medicine et la communaulté des appoticaires s'assembleroient et auroient communication desdictz articles et bailleroient par articles entierement tout ce qu'ilz congnoistroient en leur conscience devoir estre faict pour le reiglement dudict estat, pour ce faict et rapporté en ordonner ainsi que de raison, et neantmoins ce pendant par maniere de provision et jusques à ce que autrement en fust ordonné, en les reiglant, elle auroit ordonné par son arrest que la faculté de medicine s'assembleroit une foys l'an et eliroit deux docteurs en medicine, et que la communaulté des appoticaires aussi, aussi s'assembleroit une foys l'an, et icelle assemblée eliroit quatre maistres jurez appoticaires qui, avec les deux docteurs medecins eleuz, assisteroient et feroient l'examen de ceulx qui aspireroient à l'estat et maistrise d'appoticaire; ce faict, et après avoir par lesdictz aspirans faict chef d'œuvre, en faire par lesdictz deux docteurs et quatre jurez rapport à la police; et aussi, que lesdictz quatre maistres jurez appoticaires, si tost que l'on auroit apporté en ceste ville des drogues en la chambre pour ce destinée, seroient tenuz icelles visiter dedans les vingt quatre heures. Aussi seroient lesdictz deux docteurs medecins et lesdictz quatre maistres jurez appoticaires tenuz de visiter deux foys l'année toutes et chacunes les bouticques et maisons des maistres appoticaires de ceste ville de Paris et les drogues simples et compositions estans en icelles et en faire rapport pardevant nostredict prevost de Paris ou son lieutenant à la police, pour, s'il se trouvoit aucunes drogues vicieuses, corrompues et gastées, estre confisquées et bruslées, et ceulx en la maison desquelz elles auroient esté trouvées, condamnez en l'amende comme dict est cy dessus. Que nul des aspirans et pretendans à l'estat et maistrise d'appoticaire ne seroit receu oudict estat qu'il n'eust estudié et frequenté les lectures qui se font ordinairement pour ceulx dudict estat, et esté apprentif l'espace de quatre ans, et esté trouvé sçavant suffisant et experimenté pour ledict estat et faire chef d'œuvre. Et combien que de tout temps auparavant et depuis ledict arrest fust observé oudict estat que celluy qui avoit voulu parvenir à la maistrise avoit faict chef d'œuvre à luy baillé par les jurez et avoit souffert l'examen, presens lesdictz jurez et deux docteurs en medicine à ce eleuz par la communaulté de leur faculté, le tout à ce veoir faire convocquez les autres maistres dudict estat qui se y trouveroient si bon leur sembloit pour y apprendre et faire l'interrogatoire à celluy qui aspiroit et poursuivoit la maistrise dudict estat. Et que ce avoit esté observé jusques à ce que puis aucun peu de temps les jurez par cy devant receuz auroient immué (1) cest ordre et receu, en ce faisant, l'infinité de maistres en cachette sans y appeller les autres maistres dudict estat, aucuns pour argent, autres qui vouloient faire leurs

(1) *Immué*, changé.

gendres, et autres leurs enfans, tous ou la plus part inexpertz, aagez seullement de seize à dix huict ans, non ayans servy temps competent au detriment de la republicque et contre la teneur dudict arrest de l'an 1536. Pour à quoy obvier et donner ordre et reiglement oudict estat, en l'année 1556, au moys de juillet, le substitut de nostredict procureur general ou Chastellet de Paris adverty que lesdictz intimez et defendeurs se deliberoient, en continuant leur entreprinse, de recevoir encores quelzques enfans de maistres sans faire chef d'œuvre et sans y garder la forme requise, auroit faict appeller à la police Thomas De Bresmes et Pierre De Reims intimez et defendeurs et lesdictz Françoys Gregoire et Nicolas Houel appellans et demandeurs, tous quatre maistres jurez dudict estat. Et à l'encontre d'eulx conclud à ce que defenses leur fussent faictes de ne recevoir aucun enfant de maistre dudict estat à l'estat de maistrise sinon qu'il eust faict chef d'œuvre, ce qui auroit esté consenty par lesdictz Gregoire et Houel et empesché par lesdictz De Bresmes et De Reims. Finablement, le troisiesme jour dudict moys de juillet, y avoit sentence par laquelle il estoit ordonné que au principal les parties mectroient, pardevers le juge et ce pendant par maniere de provision, defenses de ne recevoir aucun, soit filz de maistre, ou autres, à ladicte maistrise dudict estat, sinon qu'il eust faict chef d'œuvre. De laquelle sentence lesdictz Thomas De Bresmes et Pierre De Reims auroient appellé et faict intimer lesdictz Gregoire et Houel et le substitut de nostredict procureur general, qui est ung appel auquel il fault qu'ilz concluent. Or lesdictz De Bresmes et De Reims, indignez de ceste sentence, d'autant que cela les concernoit et qu'ilz avoient des enfans qu'ilz eussent voluntiers faict passer maistres, se seroient deliberez d'empescher que lesdictz Gregoire et Houel, leurs cojurez, ne se dissent et prinssent qualité de maistres jurez comme eulx, et de les empescher qu'ilz ne feissent les visitations comme il estoit requis et necessaire et feissent leur rapport. Et de faict leur auroient denyé leurdicte qualité et maintenu qu'ilz n'estoient et ne se pouvoient dire maistres jurez dudict estat, ains seullement deleguez, et auroient empesché qu'ilz n'assistassent et feissent aucunes visitations, examens et assistances aux chefz d'œuvres, sinon qu'ilz ne prinssent commission d'eulx comme leurs deleguez, et laquelle ilz leur denyoient quand bon leur sembloit. Au moyen de quoy lesdictz Gregoire et Houel, voyans que par telz moyens exquis les visitations estoient retardées, et de faict ne s'en faisoient aucunes ou bien peu, et que les examens et chef d'œuvre se faisoient en cachette d'eulx sans les appeller, et que l'on recevoit ainsi indiscretement ung chacun à la maistrise dudict estat sans avoir attainct aage de discretion, sans sçavoir ny experience, auroient faict requeste pardevant nostredict prevost de Paris ou son lieutenant à la police à ce que defenses fussent faictes ausdictz De Bresmes et De Reims de ne les empescher de soy dire, porter et nommer maistres jurez appoticaires, et qu'ilz fussent declairez estre egaulx en puissance pour le faict de l'appoticairie ausdictz De Bresmes et De Reims, fussent et assistassent avec eulx aux visitations, examens et chef d'œuvre, et en tous autres actes concernans l'estat de maistre juré, et que pour cest effect ilz eussent commission pour aller aux visitations et en faire rapport à la police avec et comme lesdictz De Bresmes et De Reims, ce qui auroit esté empesché par lesdictz De Bresmes et De Reims, et tellement procedé que, combien que par ledict arrest de l'an 1536 ce differend et difficulté auroit esté vuydée et que par icelluy ilz fussent tous quatre qualifiez maistres jurez et jugez par ledict arrest egaulx en puissance, neantmoins nostredict prevost de Paris auroit ordonné que lesdictz Gregoire et Houel ne prendroient et n'auroient autre qualité que de deleguez et ne seroient egaulx en puissance et privileges avec lesdictz De Bresmes et De Reims, dont iceulx Grégoire et Houel auroient appellé et leur premier appel.

Depuis, voyans lesdictz De Bresmes et De Reims que malaisément pourroient ilz parvenir aux fins où ilz esperoient (1), sinon que la forme de faire l'election des maistres jurez fust changée, pour y parvenir auroient baillé requeste à nostredict prevost de Paris, fondée sur ce qu'ilz disoient que, quand la communaulté est assemblée pour faire des jurez, il se y faict ung desordre, confusion et irreverence, chose en tout non véritable et que oncques n'est advenue, et soubz ce pretexte auroient requis que doresnavant l'election des jurez fust faicte, appellé à ceste fin ung certain nombre des maistres dudict estat. Sur quoy nostre prevost de Paris, sans avoir sur ce oy lesdictz Gregoire et Houel et autres leurs consors qui y avoient le principal interest et estoient jà en procès sur le reiglement dudict estat, auroit ordonné que doresnavant l'election des maistres jurez dudict estat se feroit par vingt quatre des maistres dudict estat qui seroient choisiz et eleuz, assavoir douze de ceulx qui autresfois avoient esté jurez et six autres anciens maistres dudict estat qui n'avoient point esté jurez, et six des nouveaulx, qui estoient en ce faisant dix huict anciens maistres ayans des enfans lesquelz ilz vouloient faire passer maistres, chose fort pernicieuse et du tout contraire au reiglement dudict arrest de l'an 1536, et qui faisoit ouverture et donnoit lieu aux monopoles d'aucuns particuliers maistres dudict estat, lesquelz, soubz pretexte de leur antiquité,

(1) Variante : *aspiroient*.

vouloient gouverner la police dudict estat du tout à leur plaisir et vouloir, au detriment de la republicque; aussi ce qui est ordonné par ledict jugement avoit auparavant esté censuré et reprouvé par la communaulté dudict estat pour cest effect congregée et assemblée; au moyen de quoy, lesdictz Gregoire et Houel et consortz, advertiz de ceste sentence, en auroient appellé. Et voyans depuis par lesdictz Gregoire et Houel que, nonobstant leurdict appel, lesdictz De Bresmes et De Reims s'efforçoient faire faire des elections suyvant ladicte sentence au prejudice de leurs appellations, et, en ce faisant, leur invertir (1) tousjours leur qualité de juré, et que toutes les visitations demouroient à faire, auroient le 30e jour de decembre presenté requeste à nostredict Court, par laquelle, narration faicte de ce que dessus et dudict arrest de l'an 1536, ilz requeroient defenses estre faictes ausdictz De Bresmes et De Reims de ne contrevenir au reiglement à eulx donné par l'arrest de 1536, et, en ce faisant, qu'ilz n'eussent à faire proceder à aucune election de juré sinon que la communaulté fust assemblée, aussi qu'ilz n'eussent à les troubler ou empescher en leur qualité de jurez et en l'exercice dudict estat de juré, aussi qu'ilz n'eussent à recevoir aucun maistre dudict estat, sinon qu'il eust attainct l'aage de vingt cinq ans, servy et demouré en la maison de maistres, tant apprentif que autrement, l'espace de dix ans, qu'il n'eust faict chef d'œuvre en public, soit qu'il fust filz de maistre ou non, qu'il n'eust esté oy et examiné, presens à ce tous maistres dudict estat qui y vouldroient assister, fust trouvé suffisant et capable, le tout sans aucuns fraiz autres que ceulx ordonnez par les anciens statutz dudict estat. Sur laquelle requeste nostredicte Court auroit ordonné defenses estre faictes ausdictz De Bresmes et De Reims, substitut de nostre procureur general et autres, de ne contrevenir audict arrest de reiglement, et que lesdictz De Bresmes et Pierre De Reims seroient appellez et oyz sur ledict reiglement requis par lesdictz Gregoire et Houel. Le jour mesmes, lesdictz Gregoire et Houel auroient baillé leur requeste, portant ladicte ordonnance, à Pean l'ung des huissiers de nostredicte Court, qui par luy auroit esté signifiée ausdictz De Bresmes et De Reims et audict substitut de nostredict procureur general oudict Chastellet, et ausquelz les inhibitions et defenses y mentionnées avoient esté faictes et signifiées, et assignation baillée ausdictz De Bresmes et De Reims sur ledict reiglement requis en nostredicte Court. Toutesfois, nonobstant lesdictes defenses et assignation, ledict substitut de nostredict procureur general et lesdictz De Bresmes et De Reims auroient faict proceder par lesdictz vingt

(1) *Invertir*, renverser systématiquement.

quatre par eulz choisiz à poste (1) à l'election desdictz jurez, et de faict, ung nommé Raoullequin Lyon, gendre de Michel Dusseau, qui avoit deux ou troys enfans qu'il vouloit faire passer maistres, et ung nommé Beaujehan et Petit pour deleguez, gens ignorans et incapables d'estre jurez, le tout, comme dict est, au desceu (2) desdictz Gregoire et Houel. Au prejudice desdictes defenses, ne se seroient contentez lesdictz De Bresmes et De Reims de ladicte élection nulle, mais le lendemain 31e jour de decembre auroient requis pardevant nostredict prevost de Paris ou son lieutenant à la police, que lesdictz Raoullequin Lyon, Beaujehan et Petit, ainsi par eulx eleuz, fussent receuz et feissent le serment; l'auroient empesché lesdictz Gregoire et Houel, remonstrans ladicte litispendence en nostredicte Court, lesdictes defenses et appel par eulx interjectés. Nonobstant les remonstrances, nostredict prevost de Paris ou son lieutenant à la police auroit ordonné qu'ilz seroient receuz et feroient le serment, dont lesdictz Gregoire et Houel auroient appellé en adherant. Nonobstant lesdictes appellations, requeste et defenses, lesdictz De Reims, Lyon et consors se seroient efforcez de vouloir recevoir des maistres dudict estat, voire sans faire chef d'œuvre. Si tost que lesdictz Gregoire et Houel et leurs consors en auroient esté advertiz, ilz auroient presenté en mars nouvelle requeste pour leur faire et reiterer lesdictes inhibitions et defenses et pour avoir commissaires pour les oyr sur les particulieres; certain conseiller de nostredicte Court auroit esté commis, pardevant lequel lesdictes parties sont appellées, et depuis sont toutes les requestes et toutes les instances renvoyées en l'audience, concluans les appellans à ce qu'il fust dict qu'il avoit esté en tout et par tout mal jugé, bien appellé par les appellans et en amendant le jugement. Et faisant droict sur leurs requestes et executant ledict arrest de l'an 1536. quant à ce que audict estat d'appoticaire il y auroit quatre maistres jurez égaulx en puissance, prééminences, prérogatives, privileges et toutes autres choses, que pour elire lesdictz quatre maistres jurez, seroit la communaulté des appoticaires assemblée, et par icelle seroit faicte election; que lesdictz quatre maistres jurez seroient et assisteroient avec les deux docteurs medecins à l'examen et chefz d'œuvres de ceulx qui aspiroient à l'estat de maistrise d'appoticaire se feroient par lesdictz quatre maistres jurez, et que lesdictz examens et chefz d'œuvres seroient faictz à ce presens en public ceulx des maistres dudict estat qui y vouldroient assister seroient receuz soit à disputer ou pour oyr et apprendre,

(1) *A poste*, à dessein.
(2) *Au desceu*, à l'insu.

le tout sans aucuns fraiz ne salaires, et en seroit faict rapport par lesdictz quatre maistres et deux docteurs de la suffisance ou insuffisance; feroient lesdictz deux docteurs et quatre maistres jurez les visitations deux fois l'an selon le temps et ainsi qu'il est ordonné par ledict arrest de l'an 1536; et au surplus que lesdictz maistres jurez ne pourroient recevoir aucun à ladicte maistrise qu'il n'ayt attainct l'aage de vingt cinq ans, estudié, servy et demouré en maison de maistres l'espace de dix ans, en ce comprins le temps de leur apprentissaige, esté oy et interrogé en public, faict chef d'œuvre et trouvé suffisant et capable.

Et lesdictz Pierre De Reims et consors, intimez en plusieurs appellations, défendeurs à l'enterinement de plusieurs requestes et respectivement appellans d'une sentence donnée par nostre ict prevost de Paris, eussent faict dire et proposer que nostredicte Court par le discours de ce plaidoyé ne trouveroit de la part des parties adverses sinon une ambition couverte et umbrée d'utilité publicque.

Pour venir au particulier failloit entendre que, l'an 1484, le roy Charles huictiesme nostre predecesseur feist la réduction de l'estat d'espicier et appoticaire par chartre, loy et edict (1), registrez es registres du Chastellet de Paris, portant ladicte chartre les ordonnances concernans ledict estat et mestier d'appoticaire et d'espicier, par lesquelles il estoit pourveu et disposé que, pour l'advenir, seroient faictes defenses à toutes personnes de s'entremectre dudict estat, sinon qu'ilz ayent esté experimentez tant par chef d'œuvre que examen par les jurez dudict estat, et payé certaine somme de deniers à leur entrée de maistrise, partie applicable à nous à nostre recepte ordinaire, l'autre partie à la confrairie dudict estat. Et, pour le regard des enfans des maistres, y avoit provision spécialle par laquelle nostredict predecesseur auroit declairé qu'il ne vouloit qu'ilz fussent subjectz à faire aucun chef d'œuvre, mais bien qu'ilz fussent interrogez tant sur le faict de la theoricque que experience dudict estat et de ce à quoy il consistoit, comme semblablement nostredict predecesseur roy les dispensoit de payer aucune chose à sa recepte. Or la maniere depuis ce temps comme l'on avoit usé audict estat, avoit esté que les maistres espiciers simples avoient par chacun an eleu deux maistres jurez de leur corps, et les maistres appoticaires espiciers, deux autres jurez, lesquelz quatre jurez ensemble visitoient toute la marchandise d'espicerie descendue en ceste ville de Paris pour y estre vendue et exposée, ensemble les

---

(1) *Histoire générale de Paris. Les métiers et corporations de la ville de Paris*, t. I, p. 508-511. Paris, 1886.

maisons des maistres espiciers simples et appoticaires espiciers de la marchandise d'espicerie qui se trouvoit en leur possession, dont lesdictz quatre jurez ensemble faisoient leur rapport et procès verbal à nostredict prevost de Paris juge ordinaire. Et par ce que les deux jurez espiciers simples n'avoient aucune congnoissance du faict d'appoticaires, la communaulté des maistres appoticaires et espiciers, après avoir eleu les deux jurez dudict estat, auroit eleu deux autres maistres que l'on appelle deleguez, lesquelz avec les deux jurez visitoient les drogues, compositions, mixtures et autres choses appartenans au faict et estat d'appoticaire, et de leurdicte visitation eulx quatre faisoient leur procès verbal et rapport à nostredict prevost de Paris qui sur icelluy decerne (1), entre lesquelz deux jurez et deux deleguez appoticaires y avoit difference d'autant que les deux jurez durent deux ans et les deleguez ung an seullement, lesquelz deux jurez et deux deleguez, oultre la visitation qu'ilz font ensemble, assistent ensemble à l'examen, experience et chef d'œuvre que les prétendans et aspirans à la maistrise sont tenuz de faire par l'ordonnance dudict estat, fors et excepté des enfans des maistres qui sont exemptz dudict chef d'œuvre. Autre difference y avoit, car lesdictes experiences, chefz d'œuvres et examens desdictz aspirans à la maistrise se font en la maison des deux jurez, en laquelle sont appellez les deux deleguez et se trouvent, comme aussi l'on appelle bon nombre des maistres anciens pour disputer et interroger lesdictz aspirans à ladicte maistrise, soient enfans de maistres ou autres, lesquelz aspirans à ladicte maistrise sont tenuz par l'ordonnance dudict estat avoir servy les maistres d'icelluy estat le temps et espace de quatre ans limitez, auparavant que d'estre pourveuz à ladicte maistrise.

Et voila comme de tout temps, depuis ladicte ordonnance faicte, l'on a vescu audict estat jusques en l'an 1536 au moys d'aoust, qu'il s'offrit en nostredicte Court une cause entre les religieux, abbé et convent de saincte Geneviefve, appellans de nostre prevost de Paris ou son lieutenant, et lesdictz jurez et appoticaires intimez, en laquelle seroit intervenu nostre procureur general, qui, pour le bien publicq, incidemment requist que l'on adjoustast pour l'advenir que les aspirans à la maistrise dudict estat d'appoticaire espicier fussent tenuz entendre la langue latine pour verser audict estat, et d'abondant, que, oultre le temps de quatre ans limité par leur ordonnance et service qu'ilz doivent à leur maistrise, ilz fussent tenuz estudier le temps et espace d'ung an entier, soubz ung

(1 *Decerne*, décrète.

docteur en medicine, les livres de *Mésué* et *Nicolas* (1), qui sont faictz propres pour ledict estat d'appoticaire, qui fut lors ordonné par manière de provision; et d'abondant, que, pour l'advenir, à l'examen et chef d'œuvre desdictz aspirans à la maistrise et visitation qui se faisoit par lesdictz deux jurez appoticaires et deux deleguez des drogues estans en la maison des maistres dudict estat, assisteroient deux docteurs en medicine qui seroient deputez par la faculté de medicine de ceste ville de Paris : ce qui auroit esté ordonné. Et depuis, ledict arrest a esté inviolablement gardé jusques à présent, qui est toute l'innovation qui a esté faicte à l'ancienne ordonnance dudict estat. Recours au terme de l'arrest de nostredicte Court suyvant lequel et ancienne ordonnance feu Thomas De Bresmes et Pierre de Reims estans jurez en l'an 1555, et pour deleguez ayans esté eleuz François Gregoire et Nicolas Houel, qui sont deux jeunes maistres dudict estat, lesdictz Gregoire et Houel, pour introduire la première nouvelleté, par ung esperit d'ambition auroient presenté une requeste à nostredict prevost de Paris ou son lieutenant, narrative que par l'arrest de l'an 1536, il estoit dict qu'il y auroit quatre maistres jurez dudict estat, qui à ceste cause seroient nommez et intitulez maistres jurez audict mestier d'appoticaire, assisteroient aux lectures des compaignons aspirans à la maistrise, visitations, actes d'experience et chefz d'œuvres nécessaires, et que lesdictes maistrises, lectures, actes d'expérience se feroient par alternations en leurs maisons, comme en la maison desdictz De Bresmes et De Reims jurez par equalité.

Sur laquelle requeste et conclusions prinses par icelle, lesdictz De Bresmes et De Reims consentoient et accordoient que, quant aux lectures desdictz compaignons aspirans à la maistrise, actes d'experience et chefz d'œuvres, lesdictz Gregoire et Houel assistassent avec eulx et à ladicte reception de maistrise d'iceulx compaignons comme aux visitations de la marchandise appartenant à l'estat d'appoticaire, et que, en ce regard, ilz fussent egaulx en puissance et ne puissent riens faire les ungs sans les autres; mais en ce qu'ilz requeroient estre intitulez jurez et gardes dudict mestier d'appoticaire et que par alternations lesdictes maistrises se feissent en leurs maisons, l'empeschoient.

Et sur ce chef est seullement la contestation d'entre les parties, pour le regard duquel les parties auroient esté appoinctées à mectre

(1) En 1559, *les livres de Mésué et de Nicolas* étaient depuis longtemps réunis dans le même volume, réimprimé habituellement sous le titre de *Mesuæ Opera*. Le *livre de Nicolas* ou *Antidotaire Nicolas* (*Antidotarium Nicolai*) est la pharmacopée officielle, imposée aux apothicaires en août 1353 par le roi Jean, dit le Bon. (*Ordonnances des roys de France*, par M. de Laurière, t. II, p. 533, Paris, 1729).

pardevant le juge et bailler par advertissement, ce que auroient faict lesdictz De Bresmes et De Reims, mesmes auroient produict une enqueste faicte en ung autre procès entre lesdictz jurez appoticaires et les jurez espiciers, naguères jugé par sentence de nostredict prevost de Paris ou sondict lieutenant et par arrest de nostredicte Court confirmatif d'icelle sentence, par laquelle il apparoissoit de la forme et manière gardée de tout temps en l'election desdictz jurez appoticaires et deleguez, discrime (1) et difference d'entre eulx.

Finablement, sur lesdictes productions seroit intervenue sentence diffinitive de nostredict prevost de Paris, par laquelle, conformement à l'offre desdictz De Bresmes et De Reims, il estoit dict que lesdictz Gregoire et Houel, en ce qu'ilz requeroient estre intitulez nommez jurez et gardes dudict mestier et qu'il leur fust permis de faire et recevoir en leurs maisons les nouveaulx maistres et les actes pour parvenir à ladicte maistrise, en estoient lesdictz De Bresmes et De Reims absoultz, et lesdictz Gregoire et Houel condamnez ès despens dont ilz auroient appellé, qui est le premier appel par eulx interjecté; que nostredicte Court veoit que c'est ung procès par escript, on les poursuyt de conclure en la manière accoustumée, et, par faulte de ce faire, y a congé contre eulx obtenu, lesquelz, quand veoient que l'on veult proceder au jugement d'icelluy, ilz presentent les requestes de l'enterinement desquelles est question et par icelles narration faicte du mesme fondement par eulx allegué oudict procès qui est l'arrest de l'an 1536, ilz requierent qu'il leur soit permis eulx intituler maistres jurez, faire les visitations, actes d'experience et chefz d'œuvres et reception de maistrises en une maison, et d'abondant adjoustoient que defenses fussent faictes pour l'advenir de recevoir aucuns maistres qu'ilz n'eussent servy dix ans continuelz leurs maistres dudict mestier et ne fussent aagez pour le moins de vingt cinq ans, ensemble que aucuns enfans de maistres ne fussent receuz sans faire chef d'œuvre, et qu'ilz fussent examinez par tous les maistres dudict estat, et que iceulx tous les maistres dudict estat fussent tenuz eulx assembler une foys l'an pour proceder à l'election desdictz quatre jurez dudict estat, le tout selon et en ensuyvant ledict arrest de l'an 1536, sur lesquelles requestes y avoit diversité de commissaires commis, pardevant lesquelz les parties avoient esté appoinctées en droict.

Depuis, lesdictz Gregoire et Houel avoient presenté autre requeste pour, en plaidant les causes d'appel estans au roolle entre les parties, evocquer en plaine audience les incidens appoinctez en droict

(1) *Discrime*, du latin *discrimen*, différence, distinction.

pardevant lesdictz commissaires, attendu qu'il estoit question de reiglement et faict de police, sur laquelle requeste auroit respondu nostredicte Court *litigando*. Or il y avoit autres appellations interjectées par les parties adverses, résultans de ce que lesdictz De Bresmes et De Reims veoians les monopoles qui avoient esté faictes par les jeunes maistres dudict estat, lesquelz, pour ce qu'ilz estoient en plus grand nombre que les anciens, avoient voulu soubz pretexte tirer par eulx la force de l'election desdictz jurez et deleguez plus par une convoitise et ambition que par stimule du bien publicq, pour obvier auquel inconvenient, lesdictz De Bresmes et De Reims auroient presenté requeste à nostredict prevost de Paris pour avoir tel et semblable reiglement qu'il avoit esté faict pour les autres mestiers jurez d'icelle ville, pour reduire le faict de ladicte election desdictz deux jurez et deux deleguez à nombre certain et l'autre, comme par arrest il avoit esté faict pour les maistres orfevres, drappiers, barbiers, potiers d'estaing et autres semblables, ce qui auroit esté debatu et empesché par lesdictz Gregoire et Houel et leurs consors. Sur lequel debat nostre prevost de Paris seant à la police, la cause plainement congneue et après qu'il luy seroit apparu des monopoles faictz par lesdictz jeunes maistres, auroit ordonné que pour l'advenir, pour proceder et donner ordre à nouvelle election desdictz deux jurez et de deux deleguez, le roolle de tous les maistres dudict mestier d'appoticaire et espicier seroit mis pardevers luy ou le substitut de nostre procureur general audict siege, en teste seroit mis l'année de la réception de chacun desdictz maistres, duquel nombre seroit prins et choisy par luy ou ledict substitut de nostredict procureur general vingt quatre, c'est assavoir douze des anciens maistres qui auroient esté jurez, six des autres maistres qui n'auroient point esté jurez, et six nouveaulx maistres dudict estat, lesquelz vingt quatre en nombre, avec lesdictz deux jurez et deux deleguez, procederoient par chacun an à l'election du nouveau juré et desdictz deux deleguez dudict estat, dont lesdictz Gregoire et Houel auroient appellé, qui est le second appel par eulx interjecté; nonobstant lequel appel, auroit esté ordonné que ladicte sentence seroit executée, attendu qu'elle estoit donnée sur le faict de police dont ilz auroient appellé en adherant; suyvant laquelle sentence, ledict roolle auroit esté mis es mains de nostredict prevost de Paris ou son lieutenant, qui auroit cotté le nombre des vingt quatre pour proceder à l'election d'ung nouveau juré et desdictz deux deleguez ; par l'issue de l'election auroit esté eleu Raoullequin Lyon (1) pour juré, ung nommé Beaujehan et

(1) Raoullequin Lyon remplaçait Thomas de Bresmes, décédé.

Petit pour deleguez, de laquelle election lesdictz Gregoire et Houel auroient appellé en adherant à leurs premieres appellations. Comme semblablement, y avoit ung appel de la part desdictz De Bresmes et de Reims interjecté d'une sentence donnée par nostre prevost de Paris le jeudy 14e jour de juillet 1556, en ce que par icelle, sur le requisitoire desdictz Gregoire et Houel, ledict substitut de nostredict procureur general joinct avec eulx auroit requis defenses estre faictes aux jurez dudict mestier d'appoticaire de ne recevoir aucuns enfans de maistres à ladicte maistrise sans preallablement avoir faict chef d'œuvre suffisamment, ce qui auroit esté empesché par lesdictz De Bresmes et De Reims, ayans remonstré par leurs defenses le statut faict par nous ou noz predecesseurs sur ledict estat, par lequel lesdictz enfans de maistres sont dispensez dudict chef d'œuvre; mais est disposé qu'il sera procedé à leur reception après qu'ilz auront suffisamment esté interrogez et trouvez capables et idoines de parvenir à ladicte maistrise par ledict interrogatoire et examen; nonobstant lesquelles remonstrances, nostredict prevost de Paris ou sondict lieutenant auroit faict par provision defenses ausdictz jurez de ne recevoir aucuns enfans de maistres dudict mestier, sinon que preallablement ilz eussent faict chef d'œuvre suffisant; de laquelle sentence ilz auroient appellé comme directement contraire à leur statut, auquel appel ilz concluoient à ce qu'il fust dict qu'il avoit esté mal jugé, et, en amendant le jugement, qu'il fust dict par provision ou en diffinitive que les enfans des maistres appoticaires, trouvez suffisans de la maistrise par leur examen et interrogatoire, ne seroient tenuz faire aucun chef d'œuvre. Et quand et pour le regard des appellations interjectées par les parties adverses, que, en tout et par tout il avoit esté bien jugé, mal et sans grief appellé, d'autant que l'arrest de l'an 1536, duquel lesdictz Gregoire et Houel faisoient fondement et poinct principal ne portoit aucunement qu'il y auroit quatre maistres jurez dudict estat d'appoticaire egaulx en puissance comme ilz maintenoient contre verité; joinct que ce faict jamais n'avoit esté controversé par tout le plaidoyé des parties, ne mesme requis de la part de nostredict procureur general; et quant il eust esté requis, lesdictz intimez appoticaires l'eussent empesché comme ilz font de present, d'autant que s'il y avoit quatre maistres jurez appoticaires, ce seroit induire une division et separation de l'estat d'espicier avec celluy d'appoticaire, combien que de tout temps il ayt esté uny et reiglé par une mesme ordonnance, aussi que par arrest de nostredicte Court, confirmatif d'une sentence de nostre prevost de Paris ou son lieutenant, donnée entre lesdictz jurez espiciers simples et jurez appoticaires espiciers, lesdictz espiciers simples s'estans voulu desjoindre et demembrer d'avec lesdictz appoticaires, ilz en auroient esté deboutez comme ladicte division dommageable et prejudiciable au bien public; joinct qu'il est notoire, que si, par l'issue du jugement qui interviendra en ceste cause, il estoit dict et ordonné qu'il y auroit quatre jurez appoticaires egaulx en puissance, les espiciers vouldroient faire semblablement quatre jurez espiciers simples; qui seroit la division à laquelle ilz avoient tousjours pretendu, directement contraire à l'arrest de nostredicte Court donné en l'an 1536 au moys de mars.

Davantaige feroient lesdictz jurez espiciers simples et jurez appoticaires leurs visitations separement, combien que de tout temps ilz ayent faict ensemble pour le regard de ce qui appartient au faict de la marchandise d'espicerie, de laquelle separée visitation se pourroit ensuivir diversité et contrarieté de rapportz sur ung mesme faict de marchandise, qui apporteroit perplexité à nostredict prevost de Paris juge ordinaire de donner sentences contraires sur ung mesme faict, qui seroit ung trouble en la republicque avec ce que l'on veoit que par la chartre et ordonnance desdictz mestiers avec l'arrest de l'an 1536 intervenu, qui a adjousté à ladicte chartre : il n'y a que deux jurez ordonnez audict estat d'appoticaire espicier, et que les pretendans et aspirans à ladicte maistrise n'estoient grevez ny chargez d'estre apprentifz que quatre ans et ung an d'estude qu'ilz estoient tenuz de faire auparavant que de parvenir à ladicte maistrise, pourveu qu'ilz ayent usaige de la langue latine suffisamment pour l'exercice dudict estat, qui faict qu'ilz ne doivent estre grevez du service de dix ans requis par les parties adverses, ny les enfans des maistres chargez de faire chef d'œuvre dont ilz sont exemptz par la chartre et privilege à eulx donné par nous et noz predecesseurs.

Par ces moyens, concluoient lesdictz intimez à ce qu'il soit dict que en tout et par tout il avoit esté bien jugé, mal et sans grief appellé par lesdictz appellans, lesquelz seroient déboutez de l'effect et enterinement de leursdictes requestes, comme directement contraires ausdictz statutz dudict estat, pernicieuses et dommageables au bien public, concluoient comme dessus, et demandoient despens dommaiges et interestz.

Maistre Baptiste Dumesnil, pour nostre Procureur general, après récit faict des différendz et plaidoyez des parties, eust dict que le tout consistoit en quatre poinctz. Le premier s'il y auroit quatre jurez appoticaires, ou deux jurez et deux éleuz, et s'ilz seroient biannaulx ou annaulx tant seulement, et quant à cela, leur sembloit que l'arrest de l'an 1536 confirmoit aux ordonnances anciennes enregistrées ceans, doive tenir par provision, et qu'il y ayt quatre jurez appoticaires avec les deux medecins pour faire les visitations et examens ; et ce pendant pourra nostredicte Court veoir le procès par escript et autres appellations. Le deuxiesme est sur le nombre des elisans les jurez où y a eu sentence provisionnale donnée par nostre prevost de Paris qu'il sera bon garder par provision. Le troisiesme pour les filz des maistres, s'ilz seront tenuz faire chef d'œuvre et servir moins de temps que les autres : quant à l'examen et chef d'œuvre, il y auroit dangier de les dispenser ; bien leur pouvoit nostredicte Court acourcir le temps. Le quatre[me] est sur l'aage et pour le temps de faire apprentissaige et servir, quant auquel semble y avoir grande apparence qu'il fault avoir l'aage de vingt cinq ans avant que estre passé maistre ; toutesfois, quant aux filz de maistres, s'il plaist à nostredicte Court l'abreger, faire le pourra. Et a leu l'article concernant l'ordonnance desdictz appoticaires enregistrée es antiques, f°. xl. verso, ensemble ledict arrest de l'an 1536. Et lesdictz Gregoire, Houel et consors, appellans intimez et demandeurs, pour leurs replicques et pour defendre à l'appel interjecté par Pierre De Reims et Thomas De Bresmes, eussent faict dire qu'il y avoit de la part desdictz Gregoire, Houel et consors troys appellations, deux requestes et une appellation de la part desdictz De Reims et De Bresmes, et dependoit leur differend seullement de la decision de six articles, qui sont tous articles fondez en arrest, utilité et necessité publicque. Et tant s'en fault que de la part des appellans il y ait ambition d'honneur aucune ou esperance d'aucun proffit, comme cuydent calumnier les intimez qui ne sont que à temps, que au contraire les appellans taschent, tant qu'il leur est possible, de reformer les abus qui se commectent en leur estat, l'ambition et l'avarice des intimez et leurs semblables dudict estat, toute la fin desquelz n'estoit que d'avoir seulz superintendence sur l'estat, recevoir et passer maistres de leur estat sans discretion et en cachette de ceulx qu'ilz appellent deleguez, ausquelz ilz ne veullent permectre de y assister pour craincte que leur sordité (1) ne soit congneue. Et de faict, s'il plaisoit à nostredicte Court s'enquerir comme ilz se y sont gouvernez, elle trouvera que lesdictz Gregoire et Houel appellans se sont tousjours conduictz oudict estat honnestement sans reproche, ne qu'il se puisse trouver qu'ilz ayent prins aucuns deniers ou chose equipolente et se sont tousjours offertz de se trouver tant aux disputes, lectures, chefz d'œuvres de ceulx qui aspiroient à la maistrise, que à faire les visitations comme il est de coustume de faire ; et que au contraire les intimez ne les y ont

---

(1) *Sordité*, du latin *sordities*, ordure, saleté, malpropreté.

voulu recevoir, et encores moins souffrir qu'ilz allassent aux visitations, sinon par la permission et commandement des intimez comme leurs deleguez; et si avoient les intimez et leurs semblables le plus souvent receu et passé des maistres gens insuffisans, ignorans et incapables, sans experience, et sans y convocquer les appellans, et en prenoient les intimez l'argent; et, pour l'ignorance de ceulx qui avoient à respondre devant eulx, leur bailloient par escript ce qu'ilz leur devoient demander et ce qu'il leur convenoit respondre; ce que les appellans n'auroient voulu souffrir comme il se trouvera bien verifié par l'information de ce, faicte par ordonnance de nostredicte Court dont procede à present le differend d'entre eulx qui se consiste en six articles.

Le premier desquelz, et qui est le premier appel interjecté par les appellans, est decidé par arrest de l'an 1536, quelque chose que lesdictz intimez ayent voulu dire au contraire; car, par icelluy arrest est expressement dict que pour faire les examens des maistres, assister aux chefz d'œuvres et faire les visitations, y aura quatre maistres jurez appoticaires eleuz par la communaulté, comme aussi il y avoit ordonnance en tous estatz, voire en tous mestiers que choses viles et sordides; et quant il ne seroit dict par l'arrest, encores il est de necessité et utilité qu'il y en ayt quatre, veu la consequence de l'estat et grandeur de ladicte ville de Paris, en laquelle les visitations ordinaires sont necessaires, qui ne pourroient estre si commodement faictes s'il n'y en avoit que deux. Et par le propos mesmes des intimez, pour le faict de l'espicerie, il y a quatre maistres jurez, assavoir deux maistres jurez espiciers simples, qui n'ont rien à veoir ne congnoistre sur le faict de l'appoticairerie, et deux maistres jurez appoticaires et espiciers qui visitent sur le faict de l'espicerie avec les deux maistres jurez espiciers simples. Et pour le regard de l'appoticairerie, qui est la plus noble et la plus necessaire, n'y en avoit que deux, de dire qu'avec lesdictz deux maistres jurez appoticaires et espiciers, l'on elise tous les ans deux maistres dudict estat que l'on appelle deleguez, ce seroit faire fraude à la loy, car l'on sçait bien que s'ilz n'estoient que deleguez, ilz ne pourroient vacquer aux affaires communes de l'estat sans la permission, mandement ou commission des maistres jurez, en l'option desquelz il seroit de la leur refuser ou bailler quand bon leur sembleroit, qui seroit ung sommaire de procès comme il est nagueres advenu, et, qui pis est, en ces delegations là ce ne sont que brigues et monopoles, et ne veullent lesdictz maistres jurez appoticaires souffrir qu'ilz soient égaulx en puissance. N'y faisoit riens de dire que par la sentence dont est appellé lesdictz intimez leur eussent accordé ladicte equalité de puissance, car c'est en ce rendre leur change, laquelle equipollant doit equipoller en qualité, dignité, privilege et puissance à celle des intimez, joinctz qu'ilz n'y ont et n'y peuvent avoir les intimez, ny les maistres dudict estat, aucun interest en quelque sorte que ce soit, et de dire que si telle ouverture avoit lieu, ce seroit diviser l'estat d'appoticairerie d'avec l'espicerie. Il y a deux maistres jurez espiciers et deux maistres jurez appoticaires et espiciers qui en ont la superintendence ; aussi, pour le faict de l'appoticairerie, il y ait avec les deux maistres jurez appoticaires et espiciers deux maistres jurez appoticaires simples, comme il est porté par ledict arrest de l'an 1536, quand il ordonne election de quatre maistres jurez appoticaires, sans prejudice du differend d'entre eulx et les espiciers, ainsi qu'il est ordonné par ledict arrest, et que l'année que les deux maistres jurez appoticaires et espiciers seroit expirée, les deux maistres jurez appoticaires simples fussent mis en leur lieu pour l'appoticairerie et espicerie, et en leur lieu eleuz deux autres maistres jurez appoticaires simples, et ainsi consecutivement, et en cela ne pourroient les espiciers pretendre division de l'estat, puis qu'il demeure ung mesme corps subject à quatre maistres jurez, dont les deux sont tousjours maistres jurez appoticaires et espiciers.

Le second poinct et qui sont les deux autres appellations interjectées par lesdictz appellans touchant la forme des elections des jurez : ce differend se vuyde par une inveterée et inviolable coustume, observée de plus de cent ans, et par la lecture dudict arrest qui s'en est ensuivy ; car, par icelluy est nommement dict, que l'election des quatre jurez sera faicte par la communaulté. Et n'y faisoit riens de dire que le nombre de la communaulté est trop grand et effréné et que le nombre des jeunes excede le nombre des anciens, car nostredicte Court n'a point eu egard au nombre ne à l'aage, ains veult que indifferemment la communaulté face election à cause de necessité par ce que on sçait bien que en matiere d'election ce sont tousjours brigues et monopoles, et qu'il y a plus grand dangier que les elections se facent des plus anciens par les plus anciens que autres, parce que ce sont ceulx ordinairement qui se elisent les ungs les autres pour passer leurs enfans l'ung pour l'autre ou de leurs serviteurs pour marier leurs filles, encores qu'ilz soient insuffisans, non aagez, ne experimentez, comme il est advenu depuis deux ou troys ans ença. Et de dire que par les sentences et forme donnée par icelles y estoit pourveu, et que c'estoit pour eviter à monopoles, riens moins; car oultre ce qu'il ne sera trouvé que jamais, quand la communaulté a esté assemblée, il y ait eu aucun tumulte ou monopole, il y a beaucoup plus de lieu à monopoler en procedant selon la teneur desdictes sentences que autrement, et que ainsi soit que congnoist le juge de la police ne le substitut de nostredict procureur general, la suffisance ou insuffisance des maistres soient anciens ou nouveaulx, ny ceulx qui ont enfans à pourveoir ou non, et, qui pis est, pourquoy est-ce que par ladicte sentence il est dict qu'il en sera prins vingt quatre, assavoir douze anciens jurez et six autres anciens et six nouveaulx, sinon afin de monopoler les ungs avec les autres pour faire passer leurs enfans. Et de dire que par la sentence il estoit dict que à l'election on prefereroit ceulx qui n'avoient esté maistres jurez à ceulx qui l'avoient esté, soit satisfaict aux monopoles et à l'interest que les appellans pourroient pretendre, riens moins; car quelque chose que porte ladicte sentence, toutesfois, depuis icelle, l'on en a point eleu que des anciens jurez ayans des enfans à passer maistres, comme dernierement en une election qu'ilz avoient faicte de Bigaut et Bagore, et si servoit la queue de ladicte sentence ausdictz appellans pour monstrer que nostredict prevost de Paris sentoit bien que les monopoles et abus procedoient de la part des anciens, et qu'il n'estoit pas besoing d'en elire des anciens pour les causes que dessus, joinct qu'il n'y a ung seul plaintif sur lequel nostredict prevost de Paris se puisse estre fondé pour changer la forme ancienne, mais seullement de gayetté de cueur, sans congnoissance de cause, sur la requeste seulle des intimez et pour leur faire plaisir, estant Pierre De Reims leur appoticaire.

Le troisiesme article et qui est l'appel des intimez aussi vuydé par ledict arrest et par la necessité d'experience qui est requise en l'estat, assavoir que les enfans de maistres facent chef d'œuvre, et est cela fondé oudict arrest, quand, en termes generaulx, il astrainct indifferemment tous aspirans à maistrise de faire chef d'œuvre, joinct que la qualité dudict estat, necessité et utilité publicque le requeroient assez, et n'y faisoient riens les pretenduz privileges alleguez par les intimez, car ilz ne furent oncques verifiez, sinon long temps depuis ledict arrest, quelque peu auparavant le present procès, et sans oyr ne appeller la communaulté, et à la requeste de ceulx qui estoient lors maistres jurez dudict estat, ayans desir de faire passer leurs enfans maistres. N'y faisoit aussi riens de dire que, par lesdictz privileges, les filz des maistres estoient exemptz des autres fraiz, car estoient les appellans contens qu'il fust en termes generaulx dict, que pour parvenir à la maistrise ne seroit baillé ne frayé aucunes choses pour le regard des maistres jurez ne autres maistres dudict estat, soit pour assister à la lecture, disputer ou faire chef d'œuvre, et defenses à tous d'en prendre aucune chose.

Quant à la quatriesme, concernant l'aage de ceulx qui aspireroient à la maistrise, puis que la loy avoit pourveu de certain temps, à plus forte raison convenoit limiter l'aage jusques auquel les aspirans ne pourroient estre receuz maistres.

Au regard du cinquiesme article, contenant que tous aspirans à la maistrise ayent servy les maistres tant comme apprentifz que autrement l'espace de dix ans, estoient les appellans fondez tant aux pretenduz statutz mis en avant par les intimez que en l'arrest, en ce que par iceulx est requis qu'ilz ayent esté quatre ans apprentifz et qu'ilz soient experimentez, pour laquelle experience ne peult en tel, et veu la consequence d'icelle, estre requis moindre temps que de six ans oultre le temps de l'apprentissaige, et de cela les appellans n'en veullent point meilleur tesmoignage que de ce que nostredicte Court en peult d'elle mesme congnoistre.

Quant au dernier article, que les examen et chef d'œuvre soient faictz en plaine escolle et en public, et que chacun des maistres de l'estat qui y vouldra disputer sans aucuns fraiz, mesmes que pour raison de ce il ayt aucun salaire, y soient receuz, cela est fondé en ung bien public pour inviter tous ceulx qui aspirent à la maistrise à estudier et proffiter avant que de se y presenter, et par mesme moyen pour exerciter (1) pour les maistres dudict estat et leur donner à tous occasion d'en faire leur devoir.

Si concluoient comme dessus quant aux appellations et requestes de leurs parties adverses et quant à l'appel interjecté par lesdictz De Bresmes et De Reims, qu'il soit dict qu'il a esté bien jugé, mal et sans grief appellé, et que la sentence dont est appellé sortira son plain et entier effect, et demandoient despens. Et lesdictz intimez pour leurs duplicques eussent dict que la replicque des appellans est plaine d'injures, d'ambition et d'avarice, improperées (2) ausdictz intimez par iceulx appellans, et toutesfois ilz esperent que par l'issue et evenement de ceste cause il monstrera que tout le fondement d'icelle n'est que ambition en la personne desdictz appellans, qui, combien qu'ilz soient jeunes maistres, n'ont sceu vivre en la paix et tranquilité que leurs maistres et anciens leur ont monstré tant qu'ilz ont esté leurs serviteurs, protestans lesdictz intimez de réparations desdictes injures qui leur sont improperées par lesdictz appellans, en ce qu'ilz dient que, à pris et à cachette, lesdictz intimez ont pourveu à la maistrise dudict estat plusieurs personnes, combien que, pendant les deux ans que lesdictz De Bresmes et De Reims ont esté jurez, il ne se trouvera ung seul maistre appoticaire par eulx receu pour les controverses d'iceulx appellans. Bien est

---

(1) *Exerciter*, s'exercer.

(2) *Impropérées*, reprochées, jetées à la figure, adressées.

vray que lesdictz appellans voulans joncher (1) ledict De Bresmes, auquel pardevant nostre prevost de Paris ilz auroient voulu improperer avoir prins la somme de trente escuz donnée et aumosnée par ung quidam pourveu à ladicte maistrise après sa reception pour la confrairie et divin service faict en icelle, ledict faict avoit esté confessé pardevant nostredict prevost de Paris par ledict De Bresmes, et Houel qui en ce regard avoit voulu calumnier ledict De Bresmes, n'avoit passé oultre pardevant nostredict prevost de Paris ; comme il est impertinent dire que iceulx appellans que on les avoit voulu recevoir, et encores moins souffrir qu'ilz assistassent aux visitations faictes par lesdictz jurez, car par tous les moyens de la procedure faicte pardevant nostredict prevost de Paris es instances et procès entre les parties, il ne se trouvera que les appellans se soient plainctz de ce qu'ilz mectent à present en avant, consequemment non considerable pour le particulier, à ce que les appellans par leur replicque ont voulu dire que le differend du procès par escript, savoir s'il y auroit quatre maistres jurez egaulx en puissance sur le faict de l'appoticairerie, est décidé par ledict arrest de l'an 1536. Respondoient lesdictz intimez que ce faict n'avoit jamais esté controversé par le plaidoyé faict en la cause en laquelle ledict arrest est intervenu, soit de la part des parties civiles, soit de la part de nostredict procureur general ; ainsi seroit dur de dire que l'arrest ayt voulu et ordonné qu'il y ait quatre maistres jurez appoticaires, si ce faict n'a esté controversé, comme il ne se trouvera par la lecture d'icelluy que à ceste fin employent lesdictz intimez pour toutes defenses, oultre ce que les arrestz, sentences et jugemens ont de droict relation necessaire à actes et differendz controversez entre les parties. Et quant au fondement de l'evidente utilité publicque prins par les appellans, par laquelle ilz disoient estre necessaire, encores que ledict arrest n'y eust pourveu, qu'il y eust quatre maistres jurez egaulx en puissance sur ledict estat d'appoticaire, comme il y a en tous les autres estatz et mestiers de la ville de Paris, respondoient lesdictz intimez que effectuellement (2) y avoit quatre maistres dudict estat pour faire les visitations des drogues et marchandise appartenans audict estat, en equalité de puissance pour le faict de ladicte visitation, c'est assavoir quant à donner suffraiges par leurs rapportz pour la bonté ou inutilité des drogues visitées, inegaulx seullement en une chose, comme en nom, pour ce que les deux se appellent jurez, les deux autres simples deleguez, et que lesdictz

(1) *Joncher*, tromper, attraper, détracter. Ce verbe manque dans les dictionnaires de l'ancienne langue française.

(2) *Effectuellement*, effectivement.

deux deleguez ne durent que ung an et lesdictz jurez deux, et que en la maison desdictz jurez se font les lectures et actes d'experience des aspirans à la maistrise, en la presence toutesfois desdictz deux deleguez comme participes (1) d'office, et sans lesquelz ne peuvent lesdictz deux jurez faire aucuns rapportz sur peine de nullité d'iceulx, en laquelle inequalité de nom et disparité de temps ne se trouvera y avoir aucune evidente utilité publicque, mesmes pour les inconveniens qui se peuvent ensuivre de ladicte innovation amplement deduictz et alleguez par lesdictz intimez en leur plaidoyé et defenses par eulx baillées aux causes d'appel desdictz appellans qu'ilz ne veullent icy reprendre pour obvier à prolixité; joinct, comme il a esté dict, qu'il fault que le rapport des visitations soit signé des deux jurez et deux deleguez pour y asseoir par le juge ordinaire son jugement. Et estoit impertinent de dire que s'il n'y a que deux deleguez, ilz ne peuvent vacquer aux affaires communs de l'estat sans la permission, mandement et commission des deux maistres jurez en l'option desquelz il seroit de la refuser ou bailler quand bon leur sembleroit, car cest inconvenient ne pourroit jamais avoir lieu, d'autant que la visitation ordonnée estre faicte par l'arrest de l'an 1536 sur tous les maistres dudict mestier, est enjoincte à certain temps designé par ledict arrest, comme à la my caresme et après la Nostre Dame d'aoust (2), en laquelle lesdictz deux jurez et deux deleguez peuvent convenir pour faire la visitation à eulx enjoincte du deu d'office ; partant n'y fault aucun mandement ou commission de la part desdictz deux maistres jurez ny prerogative d'option, puis que à eulx quatre appartient faire conjoinctement ladicte visitation.

Et quant à la reception des nouveaulx maistres, il fault aussy semblablement que lesdictz quatre conviennent ensemble : la verité est que en la maison de l'ung desdictz jurez suffist faire sçavoir ausdictz deux deleguez comme tousjours il a esté faict et gardé pour assister à l'interrogatoire, examen, chef d'œuvre et experience du pretendant à ladicte maistrise ; en quoy l'on veoit qu'il ne fault aucun mandement ou commission, comme impertinemment lesdictz appellans pour inconvenient ont voulu alleguer sans propos ny raison.

Et quant au second differend d'entre les parties, qui résulte de l'appel interjecté par lesdictz appellans de la sentence par laquelle reduction a esté faicte pour l'election desdictz deux jurez et deux

---

(1) *Participes*, participants.

(2) Après le 15 août.

deleguez au nombre certain, pour fulsir (1) lequel appel lesdictz appellans disoient que leur intention estoit fondée en la coustume inviolable et inveterée observée de cent ans, confirmée par ledict arrest de l'an 1536 par lequel il est dict que la communaulté desdictz appoticaires sera assemblée une foys l'an pour proceder à l'election desdictz jurez et deleguez, respondoient les intimez par la disposition de droict commun qui a voulu ne devoir reprehensible estre jugé si selon diversité de temps les statutz humains sont innovez, car les brigues et monopoles faictz par les jeunes maistres dudict estat estans deux foys en nombre plus que les anciens, soubz la garde et conduicte desquelz ilz sont entrez en leurs estatz, à ceste cause d'innover la forme ancienne, pour ce que lesdictz jeunes maistres ont voulu, soubz la confidence de la pluralité du nombre, retirer à eulx la force de l'election desdictz jurez et deleguez en haine de leurs anciens; ce que ayant esté congneu par nostre prevost de Paris, il avoit esté expedient et necessaire y donner ordre comme il a faict par ladicte sentence dont est appellé, la justice de laquelle ne peult estre enervée par les inconveniens alleguez par iceulx appellans, en ce qu'ilz ont voulu dire que lesdictz intimez, pour favoriser leurs enfans à ladicte maistrise et marier leurs filles par gratification, recevoient personnes insuffisans à ladicte maistrise, n'ayans aucune experience, ce que jamais n'avoit esté deduict ny allegué et encores moins prouvé par lesdictz appellans audict procès auquel ladicte sentence est intervenue ; aussi il y auroit pareil et semblable moyen inconvenient si la force de l'election desdictz jurez et deleguez estoit baillée au nombre plus grand desdictz jeunes maistres ; par quoy, par juste jugement, nostredict prevost de Paris par sa sentence auroit ordonné que du nombre des vingt quatre auquel il a reduict les elisans desdictz jurez et deleguez il y en auroit douze des plus anciens qui avoient esté jurez avec six des autres qui n'avoient esté jurez et six des nouveaulx maistres.

Et de dire par les appellans que nostredict prevost de Paris, ses lieutenans ou substitut de nostredict procureur general ne congnoissent la suffisance ou insuffisance des anciens ou nouveaulx maistres pour la capacité de l'exercice de l'estat de juré et delegué, respondoient les intimez que la presumption de droict est pour celluy qui plus longuement a versé en ung estat, de congnoistre par luy plus facilement les faultes et abus qui se commectent, pour les extirper et refrener ; or si en estat de ce monde il y a presumption d'abus, elle doit estre beaucoup plus en la personne desdictz mais-

(1) *Fulsir*, affermir, appuyer, soutenir.

tres que en la personne des anciens, d'autant que promptement ilz ne peuvent estre fourniz de drogues et compositions necessaires pour l'exercice dudict estat comme les anciens, qui par longueur de temps de trente et quarente ans avoient exercé icelluy ; il estoit plus necessaire que en l'election desdictz jurez et deleguez il y eust plus grand nombre desdictz maistres anciens que des nouveaulx, et en ce regard ne pouvoient lesdictz appellans pretendre aucun grief leur avoir esté faict par ladicte sentence dont est appellé signamment (1), puis qu'ilz confessent que la queue de ladicte sentence faict à leur proffit. Et davantaige, pour monstrer que nostredict prevost de Paris avoit senty que les monopoles et abus qui se commectoient audict estat procedoient de la part des anciens, partant qu'il n'estoit plus besoing de les elire, qui est faulx, recours à la lecture d'icelle sentence et en tout et par tout avoit esté donnée à l'advantaige desdictz anciens pour la congnoissance que, en plaine election, nostredict prevost de Paris et ledict substitut de nostredict procureur general avoient, par jugement visible, que lesdictz monopoles et brigues procedoient de la part desdictz jeunes maistres eleuz et suscitez par lesdictz Grégoire et Houel, voire jusques à venir à la voye du faict défendue et prohibée, qui est occasion suffisante pour avoir innové la forme ancienne qui avoit esté gardée depuis la reduction faicte dudict estat par le roy Charles huictiesme notre predecesseur en vertu de sa chartre et ordonnance.

Quant au tiers appel interjecté de la part desdictz intimez, en ce que nostredict prevost de Paris auroit ordonné que les enfans des maistres feroient chef d'œuvre par maniere de provision contre le statut et ordonnance faicte par nous ou noz predecesseurs, qui dispense et affranchist lesdictz enfans de maistres dudict chef d'œuvre, les chargeant seullement de l'interrogatoire et examen sur le faict dudict estat, disoient lesdictz De Bresmes et De Reims que ladicte sentence estoit contre le droict de constitution du prince, partant nulle, et de dire par lesdictz appellans que lesdictz statutz n'avoient esté vérifiez sinon long temps depuis ledict arrest de l'an 1536 et quelque peu auparavant le present procès intenté entre les parties, ce qui est faulx, d'autant qu'il apperra à nostredicte Court par la production faicte oudict procès de la part desdictz De Reims et De Bresmes, que l'ampliation et augmentation desdictz statutz faictes par nostredict defunct ayeul le roy Loys douze[me] en l'an 1506, confirmatives des anciens statutz faictz par son predecesseur le roy Charles huictiesme, la verification en avoit esté empeschée, et la cause plainement congneue, avoit ladicte ampliation et augmenta-

---

(1) *Signamment*, spécialement.

tion desdictz statutz esté verifiée par sentence contradictoire donnée par nostredict prevost de Paris ou son lieutenant : ainsi on veoit une nullité evidente et insoluble de ladicte sentence donnée par nostredict prevost de Paris contre les statutz dudict estat, joinct que la communaulté dudict mestier avoit tousjours esté impetrante des lettres et confirmation d'iceulx statutz qui ont esté baillez par nous et noz predecesseurs et qu'il ne fault appeller privilège comme l'ont les appellans voulu nommer par leursdictes replicques, mais voire chartre, loy et constitution faicte par le prince contre la teneur duquel ne peult estre jugé par nostredict prevost de Paris ou autre juge ordinaire sur peine de la nullité de son jugement.

Quant à l'aage que les appellans requierent estre limitée à vingt cinq ans à ceulx qui vouldroient estre pourveuz à ladicte maistrise dudict estat d'appoticaire au moyen de la requeste par eulx presentée à nostredict Court, soustenoient lesdictz intimez defendeurs qu'ilz ne devoient estre grevez de plus grand temps que celluy qui est limité par leur statut et arrest de l'an 1536, qui adjouste à l'ancien statut ung an d'estude pour le regard des aspirans à ladicte maistrise dudict estat, qui a esté gardé jusques aujourd'huy, joinct que, en leurs premiers ans, les apprentifz qui se disposent audict estat d'appoticaire sont mis au college par leurs parens pour apprendre la langue latine, lequel temps devoit venir en deduction du temps requis par lesdicts appellans pour l'evenement de ladicte maistrise.

Quant à la division et séparation que les appellans veullent faire de l'apprentissaige avec l'expérience, ne se trouvera que par le statut et arrest la copule (1) soit mise entre ces deux motz comme choses diverses, veu qu'il est notoire que la vraye experience desdictz apprentifz est le temps qu'ilz employent à leur apprentissaige en la maison de leursdictz maistres, versans aux usaiges de mains en la composition des drogues et mixtures d'icelles, soit pour d'electuaires et toutes autres choses appartenans à faire au dict estat; ainsi ne fault induire plus long temps que celluy qui est limité par lesdictz statutz et arrest de l'an 1536, qui est de cinq ans seullement, pourveu que la suffisance et capacité soit trouvée par l'examen, lecture et interrogatoire de l'aspirant à ladicte maistrise, par les jurez, deleguez et autres assistans ausdictz actes d'interrogatoire et chef d'œuvre.

Quant au dernier article par lequel les appellans requierent que l'examen et interrogatoire soient faictz en plaine escolle et en public et que chacun des maistres dudict estat soit receu à disputer sans aucuns fraiz, respondoient lesdictz intimez : en premier lieu, d'es-

(1) *Copule*, jonction, lien, attache.

colle publicque ilz n'en ont point, et a de coustume ledict examen estre faict en la maison de l'ung des deux jurez, où semblablement le pretendant à ladicte maistrise faict son chef d'œuvre en la presence desdictz jurez et deleguez et nombre certain mandé par eulx desdictz maistres dudict mestier que nostredict prevost de Paris avoit reduict par l'une de ses sentences audict nombre desdictz vingt quatre entre lesdictz jurez et deleguez, qui n'avoit esté faict pour autre fin que pour obvier et eviter la confusion à laquelle les appellans veullent reduire toutes choses plus par obstination, contradiction et repugnance que par zelle ou stimule de raison et de verité; joinct qu'il est certain que si ung aspirant à ladicte maistrise respond à vingt huict maistres dudict mestier, il respondra bien et satisfera à sept vingtz maistres ou plus qu'il y a en ceste ville de Paris pour le présent (1).

Par ces moyens concluoient lesdictz intimez pour le regard des appellations interjectées par lesdictz appellans qu'il fust dict qu'il avoit esté en tout et par tout bien jugé, consequemment fussent iceulx appellans deboutez de l'effect et enterinement de leursdictes requestes comme en somme ne contenans autres poinctz et chefz sinon ceulx qui sont controversez par lesdictes sentences, dont est appellé. Et quant à l'appel interjecté par lesdictz De Bresmes et De Reims, il fust dict qu'il avoit esté mal jugé, sententié et appoincté par nostredict prevost de Paris, bien appellé par eulx, et en amendant le jugement par arrest de nostredicte Court, fust dict que les enfans des maistres ne seroient tenuz faire aucun chef d'œuvre ; si concluoient comme dessus et demandoient despens. Et lesquelles parties oyes en leur plaidoyé, nostredicte Court par son arrest les auroit appoinctées au conseil sur toutes les appellations esquelles elles auroient respectivement conclud et ordonné qu'elles corrigeroient et adjousteroient à leurs plaidoyez tout ce que bon leur sembleroit dedans troys jours, à la huictaine ensuyvant produiroient; et néantmoins ce pendant attendu la qualité de la matiere, qui est de police, que les sentences données par nostredict prevost de Paris ou son lieutenant seroient executées par provision et sans prejudice des appellations, et jusques à ce que l'appoincté au conseil ayt esté vuydé et faict droict sur les conclusions de nostredict procureur general, auroit faict defenses aux jurez de ne recevoir aucuns nouveaulx maistres appoticaires. Et pour oyr les parties sur la requeste faicte après ledict arrest prononcé de la part des intimez, nostredicte Court auroit commis noz amez et feaulx conseillers

(1) *Sept-vingtz*, cent-quarante. Il y avait donc à Paris, en 1559, environ 140 maîtres apothicaires, apothicaires-épiciers et épiciers.

en icelle, maistres Jehan Corbin et Loys Gayant. Finablement lesdictes parties ou leurs procureurs comparans de rechef en nostredicte Court de parlement, et veuz par icelle le plaidoyé desdictes parties sur lesdictes appellations et enterinement desdictes requestes, l'arrest donné entre icelles le vingt huictiesme jour de fevrier 1557 par lequel elles ont esté appoinctées au conseil sur lesdictes appellations et requestes, la sentence du cinquiesme octobre 1556 par laquelle auroit esté dict que la qualité prinse par lesdictz Gregoire et Houel, par leur advertissement, de jurez appoticaires espiciers, seroit reformée selon l'appoinctement de mectre et seroit mis : eulx disans jurez, et qu'ilz pourroient assister avec lesdictz De Bresmes et De Reims, maistres jurez et gardes du mestier des appoticaires espiciers de ceste ville de Paris, suyvant leur offre aux lectures des compaignons, visitations, actes d'experience et chefz d'œuvres necessaires pour le mestier d'appoticaire et reception à maistrise dudict mestier; et quant au surplus des conclusions desdictz Gregoire et Houel qui estoient à ce qu'ilz fussent appellez et iceulx : jurez et gardes dudict mestier d'appoticaire, et qu'il leur fust permis de faire et recevoir en leurs maisons les compaignons, experiences, chefz d'œuvres et autres actes pour parvenir à la maistrise comme eulx disans jurez et gardes dudict mestier avec lesdictz De Bresmes et De Reims, et en leur ordre comme font lesdictz jurez, iceulx De Bresmes et De Reims en auront esté absoultz, nonobstant chose proposée par lesdictz Gregoire et Houel dont ilz auroient esté deboutez et condamnez es despens. Autre sentence du dix septiesme octobre oudict an 1556, par laquelle auroit esté dict que pour proceder doresenavant à l'election des jurez et deleguez appoticaires et espiciers aux jours accoustumés à faire et proceder à ladicte election, les anciens jurez seroient tenuz presenter à nostredict prevost de Paris ou son lieutenant ou au substitut de nostredict procureur general audict Chastellet le roolle des maistres dudict mestier contenant le nombre de ceulx qui autresfois avoient esté jurez dudict mestier et le temps que ung chacun maistre aura esté receu maistre dudict estat, desquelz maistres tant anciens que nouveaulx seroient par nostredict prevost de Paris ou son lieutenant ou le substitut de nostredict procureur general choisiz, c'est assavoir, douze de ceulx qui autresfois auroient esté jurez appoticaires espiciers, et six autres maistres anciens qui n'auroient esté jurez, et six maistres nouveaulx. Et si audict mestier ne se trouvoit jusques au nombre de douze qui autresfois auroient esté jurez, le nombre qui defauldroit seroit supplié par les maistres anciens, lesquelz douze anciens jurez avec les six maistres anciens et six maistres nouveaulx faisans ensemble le nombre de vingt quatre avec les jurez qui seroient pour lors, procederoient après serment par eulx faict en la maniere accoustumée, à l'election de jurez et deleguez audict mestier des plus idoynes et capables qu'ilz sçauront en leurs consciences estre en leur mestier, en preferant tousjours en l'election ceulx qui n'auront esté jurez, lesquelz jurez ainsi eleuz exerceront ledict estat de juré par le temps et espace de deux ans seullement, c'est assavoir ung an avec les anciens jurez qui demoureront, et une autre année avec les jurez nouveaulx qui seront eleuz au lieu de ceulx qui s'en yront. Et consequemment se feroit election de nouveaulx jurez et deleguez, ausquelz jurez qui ainsi seroient eleuz, nostredict prevost de Paris ou sondict lieutenant auroit enjoinct de faire bonnes et loyalles visitations sans acceptation de personnes et des faultes et abus qu'ilz trouveroient, en faire leur rapport par devant nostredict substitut de nostredict procureur general dedans les vingt quatre heures sur peine de dix livres parisis d'amende en leurs propres et privez noms, et aussi auroit enjoinct ausdictz vingt quatre assister aux chefz d'œuvres, lectures et examens que les compaignons appoticaires espiciers ont accoustumé de faire en leurs receptions sans que les autres maistres dudict mestier fussent appellez. Autre et troisiesme sentence du trente ung[me] et dernier jour de decembre oudict an 1556, par laquelle nostredict prevost de Paris ou son lieutenant auroit ordonné que par provision et sans prejudice des appellations et des droictz des parties au principal, que ung nommé Lyon, Beaujehan et Petit seroient receuz, assavoir ledict Lyon juré dudict estat, et lesdictz Beaujehan et Petit deleguez, lesquelz, après qu'ilz auroient prins et accepté sur eulx respectivement lesdictes charges, auroient faict le serment solemnel en tel cas requis et accoustumé de bien et loyaulment exercer lesdictz estatz et de proceder à la visitation des drogues et autres choses concernans ledict estat, et des faultes qu'ilz trouveroient en faire bon et loyal rapport. Autre sentence du vingt troisiesme jour de juillet oudict an 1556, par laquelle nostre prevost de Paris auroit ordonné que la requeste mentionnée en ladicte sentence, ensemble l'arrest de l'an 1536 et autres pieces dont les parties se vouldroient ayder, seroient mises par devers luy pour ordonner sur le differend des parties ainsi que de raison, et neantmoins auroit faict defenses ausditz De Bresmes et De Reims jurez appoticaires, medecins et autres qu'il appartiendroit, de ne rapporter, passer, ne recevoir aucuns maistres appoticaires sans estre experimentez et avoir faict chef d'œuvre suffisant et qu'ilz n'eussent esté par luy receuz et jusques à ce que autrement en fust ordonné, mesmes ung nommé Pierre Simon sans estre experimenté et qu'il n'eust faict chef d'œuvre, lesdictes requestes desdictz trentiesme decembre et vingt deuxiesme mars oudict an 1556 tendans à reiglement, l'arrest du troysiesme jour d'aoust 1536, les productions respectivement faictes par lesdictes parties, les forclusions de bailler contredictz des vingt six juillet et troisiesme aoust 1558, certaine information faicte à la requeste desdictz Gregoire et Houel, et tout ce que par lesdictes parties a esté mis et produict pardevers nostredicte Court, et consideré ce qui faisoit à considerer, NOSTREDICTE COURT, PAR SON ARREST, en faisant droict sur lesdictes appellations respectivement interjectées par lesdictes parties, a mis et mect lesdictes appellations et sentences dont a esté appellé au neant, sans amende et sans despens tant desdictes causes d'appel que desdictes causes principales. Et en amendant et corrigeant lesdictes sentences et faisant droict sur lesdictes requestes, NOSTREDICTE COURT a ordonné et ordonne que audict estat d'appoticaire y aura et seront eleuz quatre bons notables ét experimentez maistres appoticaires, qui seront jurez dudict estat pour faire les visitations, vacquer et entendre à l'examen et reception de ceulx qui vouldront estre receuz à la maistrise dudict estat, assister aux chefz d'œuvres et faire tous actes appartenans à jurez, desquelz quatre maistres jurez y aura deux maistres jurez appoticaires et espiciers, qui seront tant pour l'estat d'appoticaire que d'espicier et feront les visitations et autres actes concernans le faict et estat d'espicerie avec les deux maistres jurez espiciers simples, sans que les deux autres maistres jurez appoticaires y soient appellez, lesquelz seront seullement pour le faict et estat d'appoticaire et feront les visitations et autres actes concernans le faict et estat d'appoticairerie avec les deux autres maistres jurez appoticaires et espiciers. Et a nostredicte Court ordonné et ordonne que lesdictz quatre jurez, assavoir deux maistres jurez appoticaires et espiciers et deux maistres jurez appoticaires simples, seront eleuz par la communaulté de tous les maistres appoticaires ou la plus grande partie d'iceulx et se fera election de deux par chacun an, en maniere que les deux qui seront eleuz de nouvel puissent exercer ledict estat par ung an avec les deux autres anciens jurez, lesquelz jurez ainsi eleuz exerceront ledict estat de juré par le temps et espace de deux ans seullement. Et a nostredicte Court faict inhibitions et defenses ausdictz maistres appoticaires de faire aucun tumulte, debat ou insolence, quand ilz seront assemblez pour faire ladicte election sur peine de privation de leur estat et d'amende arbitraire. Et au surplus A NOSTREDICTE COURT faict inhibitions et defenses ausdictz jurez et autres qu'il appartiendra de recevoir aucun à la maistrise dudict estat d'appoticaire qui n'ayt attainct l'aage de vingt cinq ans et employé le temps et espace de dix ans tant pour le temps de son apprentissaige et estude que pour l'experience et service qu'il sera tenu faire en la maison des maistres dudict estat, et n'ayt esté oy et examiné tant par les quatre jurez que par les autres maistres dudict estat qui le vouldront examiner, et faict chef d'œuvre en public, soit qu'il soit filz de maistre ou non, et soit trouvé suffisant et capable par lesdictz jurez et les deux docteurs en medicine qui assisteront audict examen et chef d'œuvre selon le jugement et opinion commune des autres maistres qui se trouveront audict examen et chef d'œuvre, et pour ce faire, a nostredicte Court ordonné que ung jour devant que proceder audict examen et chef d'œuvre, lesdictz jurez seront tenuz le faire signifier à tous les autres maistres appoticaires pour y assister, sans que lesdictz maistres qui se trouveront audict examen et chef d'œuvre puissent demander aucun salaire, ne que celluy qui vouldra aspirer à ladicte maistrise soit pour ce tenu ou contrainct faire aucuns fraiz ou payer aucune chose ausdictz maistres appoticaires, ausquelz nostredicte Court a faict inhibitions et defenses de prendre aucune chose ou faire aucuns fraiz et despense sur la peine dessusdicte. Et neantmoins a nostredicte Court ordonné et ordonne que pour faire ledict examen et chef d'œuvre, assisteront et se trouveront lesdictz maistres appoticaires pour le moins jusques au nombre de vingt quatre avec les quatre jurez et les deux docteurs qui seront deputez par la faculté de medicine, lesquelz docteurs medecins et jurez feront rapport de la suffisance ou insuffisance de celluy qui vouldra estre receu à ladicte maistrise à nostredict prevost de Paris ou son lieutenant, ensemble des visitations qui seront par eulx faictes en la maniere accoustumée et selon la forme contenue audict arrest du troisiesme aoust 1536. Et quant aux serviteurs des appoticaires qui sont prins et appellez par les vefves des appoticaires pour exercer ledict estat durant leur viduité, nostredicte Court a ordonné et ordonne que lesdictes parties seront sur ce plus amplement oyes par devant l'executeur du present arrest pour eulx oyz et le tout communiqué à nostredict procureur general en ordonner ainsi que de raison. Prononcé le douze^{me} jour de juin l'an 1559. En tesmoing duquel extraict nous avons faict mectre nostre seel à ces présentes. A Paris, en nostre Parlement, le vingt neuf^{me} jour de juillet l'an de grace 1559 et de nostre regne le premier.

Dijon, imp. Jacquot et Floret.

www.ingramcontent.com/pod-product-compliance
Lightning Source LLC
LaVergne TN
LVHW052028170826
845678LV00018B/621

* 9 7 8 2 3 2 9 6 7 9 4 5 7 *